中医内科主要病证论治纲要

任　强　叶小娜　季亚男
赵望森　毛文超　闫东宁　主编

山东大学出版社
SHANDONG UNIVERSITY PRESS
·济南·

图书在版编目(CIP)数据

中医内科主要病证论治纲要 / 任强等主编．--济南：山东大学出版社，2025. 6. --ISBN 978-7-5607-8909-5

Ⅰ．R25

中国国家版本馆 CIP 数据核字第 2025WS8416 号

策划编辑　毕文霞
责任编辑　毕文霞
文案编辑　刘易博
封面设计　王秋忆

中医内科主要病证论治纲要

ZHONGYI NEIKE ZHUYAO BINGZHENG LUNZHI GANGYAO

出版发行　山东大学出版社
社　　址　山东省济南市山大南路 20 号
邮政编码　250100
发行热线　(0531)88363008
经　　销　新华书店
印　　刷　济南乾丰云印刷科技有限公司
规　　格　787 毫米×1092 毫米　1/16
　　　　　13.25 印张　209 千字
版　　次　2025 年 6 月第 1 版
印　　次　2025 年 6 月第 1 次印刷
定　　价　66.00 元

《中医内科主要病证论治纲要》

编 委 会

主　编　任　强　山东中医药大学第二附属医院
　　　　叶小娜　山东中医药大学第二附属医院
　　　　季亚男　台州市中医院
　　　　赵望森　菏泽医学专科学校
　　　　毛文超　中国中医科学院广安门医院
　　　　闫东宁　国家中医药管理局中医师资格认证中心
副主编　刘　敏　山东中医药大学第二附属医院
　　　　孙　超　山东中医药大学第二附属医院
　　　　郑雅峰　山东中医药大学第二附属医院
　　　　赵荧荧　山东中医药大学第二附属医院
　　　　朱金成　山东中医药大学第二附属医院
　　　　宋洪玉　山东中医药大学第二附属医院
　　　　王文秀　山东中医药大学第二附属医院
　　　　赵静雪　中国中医科学院广安门医院
　　　　解博文　中国中医科学院中国医史文献研究所
　　　　赵立杰　山东中医药大学第二附属医院
　　　　李欣莹　山东中医药大学第二附属医院
　　　　郑　媛　山东中医药大学第二附属医院

前　言

中医作为中华民族的瑰宝，历经了数千年的传承与发展，在维护和促进人类健康方面发挥着不可替代的作用。中医内科学作为中医学的核心组成部分，专注于运用中医理论和方法诊治内科疾病，其丰富的理论体系和独特的辨证论治思维，为临床实践提供了坚实的指导。

在长期的临床和教学工作中，我们深切感受到学生们在学习中医内科学常见病辨证论治时的困惑与需求。同时，临床工作者也渴望在日常诊疗中能获取更全面、更新颖的中医治疗思路，中医爱好者们则希望能有一本实用的书籍，帮助他们深入了解中医对常见疾病的应对方法。基于此，我们精心编写了这本中医内科学常见病辨证论治指导用书。

本书的一大特色在于，不但对常见疾病进行了系统、全面的常规辨证论治阐述，从疾病的病因病机分析，到辨证分型及对应的治法方药，均力求准确、清晰，让读者能够扎实掌握中医内科学的基础理论和临床应用要点，而且为了紧跟时代步伐，满足大家对前沿知识的需求，我们广泛查阅大量专业文献，整理了每个病的中医药治疗最新研究进展，这些研究成果涵盖了新的方剂应用、中药药理研究、中医特色疗法的创新等多个方面，为读者展现了中医内科学在当代的发展动态和广阔前景。

对于在校学生而言，本书既能辅助课堂学习，帮助他们更好地理解和掌握中医内科学知识，又能拓宽视野，为未来的临床实践和科研工作奠定基础。临床工作者可以从中汲取新思路、新方法，为日常诊疗提供更多的参考和借鉴，提升临床疗效。而中医爱好者们通过阅读本书，能够更加深入地了解中医对常见疾病的诊断和治疗手段，在日常生活中更好地运用中医知识进行养生保健和疾病防治。此外，儒医文化又是中医文化的重要组成部分，在本书最后附有一篇齐鲁中医药文化的研究内容，以利于中医药文化的传承创新。

希望本书能够成为一座桥梁，连接传统中医理论与现代临床实践，连接基础知识与前沿研究，为广大读者在中医学习、临床工作和探索中医奥秘的道路上提供有力的支持与帮助。由于我们水平有限，书中难免存在不足之处，恳请各位同仁和读者批评指正。让我们共同努力，推动中医事业的蓬勃发展。

任　强

2025 年 3 月

目　录

第一章　肺系病证 ………………………… 1

第一节　感　冒 ………………………… 1
第二节　咳　嗽 ………………………… 10

第二章　心系病证 ………………………… 21

第一节　心　悸 ………………………… 21
第二节　胸　痹 ………………………… 31
第三节　不　寐 ………………………… 41

第三章　脑系病证 ………………………… 49

第一节　头　痛 ………………………… 49
第二节　眩　晕 ………………………… 62
第三节　中　风 ………………………… 70

第四章　脾胃系病证 ………………………… 83

第一节　胃　痛 ………………………… 83
第二节　胃　痞 ………………………… 94

第三节 呕 吐 …… 103
第四节 泄 泻 …… 112

第五章 肝胆系病证 …… 121

第一节 胁 痛 …… 121
第二节 黄 疸 …… 128
第三节 鼓 胀 …… 140

第六章 肾系病证 …… 152

第一节 水 肿 …… 152
第二节 淋 证 …… 162

第七章 肢体经络病证 …… 171

第一节 痹 证 …… 171
第二节 腰 痛 …… 180
第三节 痿 证 …… 188

附录 儒家文化与中医文化:传统智慧的交融与传承 …… 196

参考文献 …… 203

第一章 肺系病证

第一节 感　冒

一、概述

感冒是指以鼻塞、流涕、喷嚏、头痛、恶寒、发热、全身不适为主症的疾病。

较轻者——冒风、伤风、冒寒。

较重者——重伤风。

在一个时期内广泛流行、病情类似者——时行感冒。

西医病名：普通感冒、急性上呼吸道感染。

诊断技巧："发热恶寒"作为首要症状出现时，一般可诊断为感冒，注意排除肺痈、痈、肛痈、肠痈等具有发热恶寒症状的病证。

二、文献记载

(1)《黄帝内经》中载有外感风邪引起类似感冒症状的论述。

(2)东汉张仲景的《伤寒论》在论述太阳病时提出麻黄汤治疗表实证，桂枝汤治疗表虚证，为感冒的辨证治疗奠定了基础。

(3)北宋杨士瀛的《仁斋直指方论·诸风》中首见"感冒"病名。

(4)元朱丹溪的《丹溪心法·中寒二》中指出，感冒的病位在肺，治疗分辛温解表和辛凉解表两大治法。

(5)明清时期的医家多将感冒与伤风互称，并对虚人感冒有了进一步的认识，提出了扶正达邪的治疗原则。

(6)清林珮琴的《类证治裁·伤风》中明确提出"时行感冒"的病名及其治疗。

三、病因病机

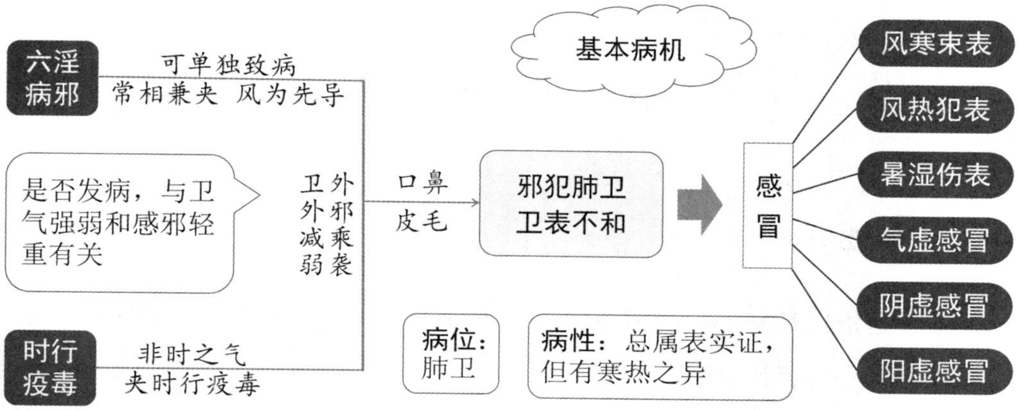

四、治则治法

(1)治疗原则：解表达邪。

(2)遵"其在皮者，汗而发之"之义，因势利导，从表而解。

①风寒→辛温发汗。

②风热→辛凉清解。

③暑湿→清暑祛湿。

④虚体感冒→解表与扶正并施。

五、证治分类

1 风寒束表

- 病名诊断 → 发热恶寒
  - 恶寒重，发热轻
  - 鼻塞，咳嗽，打喷嚏
  - 时流清涕
- ＋
- 证型诊断 → 风寒症状
  - 无汗头痛
  - 肢体酸楚疼痛
  - 痰白稀薄，时流清涕
  - 舌苔薄白，脉浮紧

→ 辛温解表　宣肺散寒

- 方剂用药：荆防达表汤或荆防败毒散
  - 荆防达表汤：
    荆芥、防风、白芷、苏叶、生姜、葱头、杏仁、橘红、赤苓、炒建曲。
  - 荆防败毒散：
    荆芥、防风、羌活、独活、川芎、柴胡、前胡、桔梗、枳壳、茯苓、甘草。
- 辨证加减
  - 恶寒甚，加麻黄、桂枝；
  - 鼻塞流涕重，加辛夷、苍耳子；
  - 周身酸痛，头重头胀，身热不扬，加羌活、独活；
  - 头项强痛，加白芷、葛根；
  - 胸闷痞满，不思饮食，舌苔白腻，加广藿香、苍术、厚朴。

2 风热犯表

病名诊断 → 发热恶寒

- 身热较著，微恶风
- 咳嗽，鼻塞
- 流黄稠涕

\+

证型诊断 → 风热症状

- 汗泄不畅，头胀痛
- 咽干甚则咽痛
- 流黄稠涕，痰黏或黄稠
- 舌尖红，舌苔薄白干或薄黄，脉浮数

→ 辛凉解表 疏风清热

方剂用药

银翘散：

银翘散主温病初，辛凉透表清热毒，
牛蒡薄荷芥穗豉，竹芦桔梗甘草服。

辨证加减

- 发热甚，加黄芩、石膏、大青叶；
- 头胀痛甚，加桑叶、菊花、蔓荆子；
- 咽喉肿痛，加山豆根、玄参；
- 咳嗽，痰黄稠，加黄芩、浙贝母、瓜蒌皮；
- 口渴多饮，加天花粉、知母。

3 暑湿伤表

病名诊断 → 发热恶寒
- 发热，微恶风
- 鼻塞
- 流浊涕

＋

证型诊断 → 湿性症状
- 身热不扬，汗出不畅
- 肢体困重，头重如裹
- 胸闷脘痞，纳呆
- 心烦口渴
- 大便或溏，小便短赤
- 苔白腻或黄腻，脉濡数

→ 清暑 祛湿 解表

方剂用药

新加香薷饮：

新加香薷要得汗，银翘豆花厚朴咽，

祛暑解表清热湿，暑温夹湿复感寒。

辨证加减

- 暑热偏盛，加黄连、青蒿、鲜荷叶清暑泄热；
- 肢体酸重疼痛较甚，加藿香、佩兰；
- 胸闷脘痞，腹胀、便溏，加苍术、草豆蔻、法半夏、陈皮；
- 小便短赤，加滑石、甘草、赤茯苓。

4 气虚感冒

病名诊断 → 发热恶寒
- 恶寒较甚，或并发热
- 鼻塞，流涕
- 咳嗽，痰白

\+

证型诊断 → 气虚症状
- 气短，乏力，自汗
- 咳痰无力
- 神疲体弱，或易感冒
- 舌淡苔薄白，脉浮无力

→ 益气解表 调和营卫

方剂用药

参苏饮：

参苏葛根姜枣草，前桔夏茯香皮壳，
益气解表理气痰，气虚风寒痰湿效。

辨证加减

•乏力，自汗，动则加重，加黄芪、白术、防风；
•畏寒，四肢欠温，加细辛、熟附子。

5 阴虚感冒

病名诊断 → 发热恶寒
- 身热，微恶风寒
- 干咳

\+

证型诊断 → 阴虚症状
- 无汗或微汗或盗汗
- 干咳少痰
- 心烦，口干，甚则口渴
- 舌红，苔少，脉细数

→ 滋阴解表

方剂用药

加减葳蕤汤：

加减葳蕤薄荷草，葱白豆豉桔薇枣，
滋阴解表用之效，阴虚外感风热疗。

辨证加减

- 心烦口渴较甚，加沙参、栀子、天花粉；
- 盗汗明显，加煅牡蛎、糯稻根；
- 咳嗽痰少，加百部、炙枇杷叶；
- 纳差食少，加神曲、炒麦芽、鸡内金。

6 阳虚感冒

病名诊断 → 发热恶寒
- 恶寒重，发热轻
- 头痛，身痛

＋

证型诊断 → 阳虚症状
- 面色㿠白，四肢不温
- 语声低微
- 舌淡胖，苔白，脉沉细无力

→ 助阳解表

方剂用药

麻黄细辛附子汤：

麻黄细辛附子汤，助阳解表暴哑伤，
素体阳虚外风寒，寒重热轻脉沉良。

辨证加减

- 咳嗽痰白，咳痰无力，加苦杏仁、干姜、法半夏；
- 全身酸痛，头重如裹，加苍术、薏苡仁、羌活、独活。

六、研究报道

（1）清肺排毒汤可用于轻型、普通型、重型感冒（新型冠状病毒感染、甲型流感、乙型流感、支原体感染）患者，在危重型患者救治中可结合实际情况合理使用。其处方包含麻黄、炙甘草、杏仁等21味中药，每天1剂，生石膏先煎，其余中药浸泡后混合煎，两次药汤混合，早晚饭后40分钟温服，3剂药为一个疗程，石膏用量随发热情况加减。

资料来源：中华人民共和国国家卫生健康委员会．新型冠状病毒感染诊疗方案（试行第十版）[J]．中国合理用药探索，2023，20（1）：1-11.

（2）麻杏石甘汤合小柴胡汤加减治疗感冒，偏风寒加桂枝、生姜，偏风热加金银花、连翘，儿童及老年人用量酌减，水煎温服，服后啜少许热粥，1剂不愈可6小时后加服1剂。

资料来源：冯志成．麻杏石甘汤合小柴胡汤加减治疗流感120例[J]．海南医学院学报，2006，12（3）：225-227.

（3）北京市中医药管理局冬季流感预防方案：以发热、咳嗽为主症，热毒壅肺者，可选用连花清瘟颗粒；风寒袭表证，以发热、恶寒、流清鼻涕和肌肉酸痛为主症者，可使用感冒清热颗粒、通宣理肺丸；风热犯卫，以低到中度发热，伴咽喉干、头痛、肌肉酸痛为主症者，可用金花清感颗粒等。

第二节　咳　嗽

一、概述

咳嗽是指肺失宣降、肺气上逆所致的，以发出咳声或伴有咳痰为主要症状的疾病。

有声无痰——咳，有痰无声——嗽。

一般痰声并见——咳嗽并称。

西医病名：急性气管-支气管炎、慢性支气管炎、咳嗽变异型哮喘等。

诊断技巧：以咳嗽为首要症状者一般可诊断为该病，注意排除肺痈、肺痨。

二、文献记载

(1)咳嗽病名最早见于《黄帝内经》。

(2)《素问·咳论》中有如下记载：

①“皮毛者，肺之合也，皮毛先受邪气，邪气以从其合也。其寒饮食入胃，从肺脉上至于肺则肺寒，肺寒则外内合邪，因而客之，则为肺咳。”

②“五脏六腑皆令人咳，非独肺也。”——咳不限于肺，又不离于肺，确立了咳嗽以脏腑分类的方法。

(3)汉张仲景提出，虚火咳嗽可用麦门冬汤。

(4)明张介宾的《景岳全书·咳嗽》将咳嗽分为外感、内伤两大类。

(5)清喻嘉言的《医门法律》中提到清燥救肺汤可治疗燥咳。

三、病因病机

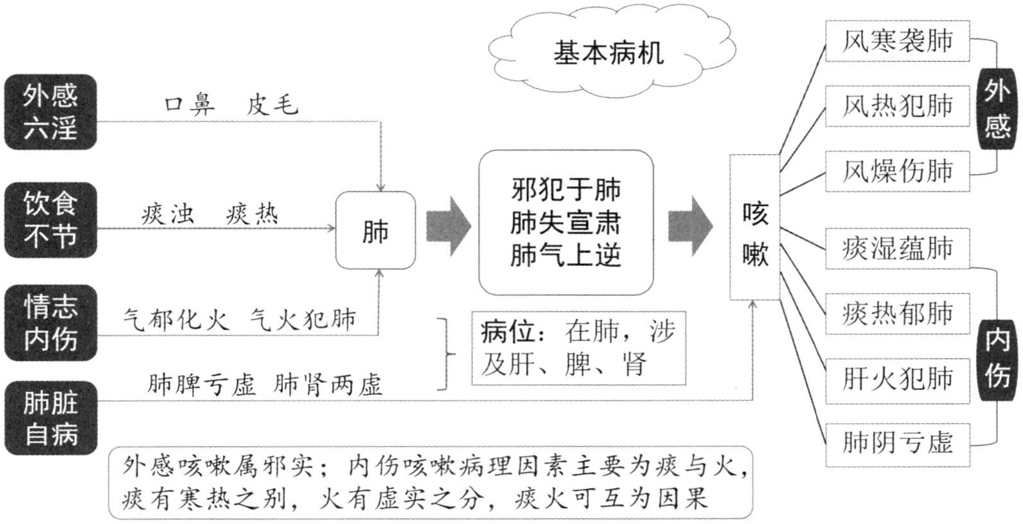

四、治则治法

(1)外感咳嗽→多为实证→祛邪利肺。

(2)内伤咳嗽→正虚邪实。

①邪实为主→祛邪止咳。

②正虚为主→扶正补虚。

③虚实夹杂→酌情兼顾。

五、证治分类

（一）外感咳嗽

1 风寒袭肺

病名诊断 → 咳嗽表现：
- 咳嗽声重
- 气急，咽痒

＋

证型诊断 → 风寒症状：
- 咳白稀痰，鼻流清涕
- 头痛，肢体酸痛
- 恶寒发热，无汗
- 苔薄白，脉浮紧

→ **疏风散寒 宣肺止咳**

方剂用药：三拗汤合止嗽散

三拗汤：

麻黄不去根节，杏仁不去皮尖，甘草不炙。

止嗽散：

止嗽散用百部菀，白前桔梗荆陈甘，
宣利肺气疏风咳，风邪犯肺姜汤咽。

辨证加减

- 咽痒咳嗽较甚，加细辛、五味子；
- 鼻塞声重较甚，加辛夷、苍耳子；
- 咳痰黏腻、胸闷、苔腻，加半夏、厚朴、茯苓；
- 素有寒饮伏肺，兼见风寒表证——小青龙汤；
- 表寒未解，里有郁热，热为寒遏，加生石膏、桑白皮、黄芩以解表清里。

2 风热犯肺

病名诊断

咳嗽表现

- 咳嗽频剧
- 气粗或咳声嘶哑

+

证型诊断

风热症状

- 喉燥咽痛，咳痰不爽
- 痰黏或色黄，鼻流黄涕
- 头痛，恶风，身热
- 舌红，苔薄黄，脉浮数或浮滑

→ 疏风清热　宣肺止咳

方剂用药

桑菊饮：

桑菊桔梗杏仁全，芦根连翘薄荷甘，
疏风清热宣肺咳，风温初起客肺安。

辨证加减

- 肺热内盛，身热较著，恶风不显，口渴喜饮，加黄芩、知母、鱼腥草；
- 热邪上壅，咽痛，加射干、山豆根、牛蒡子、挂金灯；
- 热伤肺津，咽燥口干，舌质红，加南沙参、天花粉、芦根；
- 夏令夹暑，加六一散、鲜荷叶。

3 风燥伤肺（温燥证）

病名诊断 → 咳嗽表现：
- 干咳无痰
- 痰少而黏，不易咳出

＋

证型诊断 → 干燥＋表证：
- 痰少而黏，痰中带有血丝
- 咽喉干痛，口鼻干燥
- 稍恶寒，身热头痛
- 舌尖红，苔薄白或薄黄而干，脉浮数或小数

→ 疏风清肺　润燥止咳

方剂用药

桑杏汤：

桑杏贝母豉沙参，栀皮梨皮顿服珍，
清宣温燥润肺咳，外感温燥此方存。

辨证加减

- 津伤较甚，舌干红苔少，加麦冬、北沙参；
- 痰中带血，加白茅根、侧柏叶；
- 痰黏难出，加紫菀、瓜蒌仁；
- 咽痛明显，加玄参、马勃；
- 温燥伤肺重证，身热头痛，干咳无痰，气逆而喘，咽干鼻燥，心烦口渴——清燥救肺汤。

附　风燥伤肺（凉燥证）

病名诊断 → 咳嗽表现
- 干咳
- 少痰或无痰

＋

证型诊断 → 干燥＋表证
- 咽干鼻燥
- 恶寒发热，头痛无汗
- 舌苔薄白而干，脉浮弦

→ **疏风清肺　润燥止咳**

方剂用药

杏苏散：

杏苏桔梗枳壳前，半夏陈茯姜枣甘，

轻宣凉燥理肺痰，外感凉燥服之安。

辨证加减

- 若恶寒甚、无汗，加荆芥、防风。

（二）内伤咳嗽

1 痰湿蕴肺

- **病名诊断** → 咳嗽表现：
  - 咳嗽反复
  - 咳声重浊
- ＋
- **证型诊断** → 痰湿症状：
  - 因痰而嗽，痰出则缓
  - 痰多色白，黏腻成块
  - 晨起或食后咳甚痰多
  - 胸闷脘痞，纳差乏力
  - 苔白腻，脉濡滑

→ **燥湿化痰　理气止咳**

- **方剂用药** → 二陈平胃散合三子养亲汤
  - 二陈平胃散：
    平胃散中用苍术，厚朴陈草姜枣服，
    燥湿运脾行气胃，湿滞脾胃胀满除。
  - 三子养亲汤：
    三子养亲芥菔苏，随证易君包煎服，
    温肺化痰降气食，痰壅气逆食滞除。
- **辨证加减**
  - 寒痰较重，黏白如沫，怯寒背冷，加干姜、细辛、白芥子；
  - 久病脾虚，神疲，加黄芪、党参、白术、炙甘草；
  - 病情平稳——六君子丸调理，或合杏苏二陈丸标本兼顾。

2 痰热郁肺

病名诊断 → 咳嗽表现

- 咳嗽气粗
- 喉中痰声

＋

证型诊断 → 痰热症状

- 痰多黄稠或黏厚
- 或热腥味，或夹血丝
- 胸胁胀满，咳时引痛
- 常伴面赤身热，口干欲饮
- 舌红，苔黄腻，脉滑数

→ **清热化痰　肃肺止咳**

方剂用药

清金化痰汤：

黄芩、栀子、桑白皮、贝母、瓜蒌仁、橘红、茯苓、麦冬、知母、桔梗、甘草。

辨证加减

- 痰热较甚，黄脓痰或热腥味，加鱼腥草、鲜竹沥、薏苡仁、冬瓜子；
- 胸满咳逆，痰多便秘，加葶苈子、大黄、芒硝；
- 口干明显，舌红少津，加北沙参、麦冬、天花粉。

3 肝火犯肺

病名诊断 → 咳嗽表现
- 上气咳逆
- 阵作

＋

证型诊断 → 肝火症状
- 面红目赤，胸胁引痛
- 咽干口苦，常感痰滞咽喉
- 咳之难出，量少质黏，或如絮条
- 随情绪波动而增减
- 舌红，苔薄黄少津，脉弦数

→ 清肺泻肝　化痰止咳

方剂用药 → 黛蛤散合加减泻白散

黛蛤散：
　　青黛、海蛤壳。

加减泻白散：
　　加减泻白桑白炒，地骨粳米炙甘草，
　　清肺泻热止咳喘，肺热咳喘用之效。

辨证加减
- 咳嗽频作，痰黄，加栀子、牡丹皮、浙贝母；
- 肺气郁滞，胸闷气逆，加瓜蒌、桔梗、枳壳；
- 咳引胸胁作痛明显，加郁金、旋覆花、丝瓜络；
- 痰黏难咳，加海浮石、浙贝母、瓜蒌子；
- 咽燥口干，舌红少津，加北沙参、天冬、天花粉。

4 肺阴亏虚

病名诊断 → 咳嗽表现
- 干咳
- 咳声短促

＋

证型诊断 → 阴虚症状
- 痰少，质黏色白或痰中带有血丝
- 声音嘶哑，口干咽燥
- 午后潮热，颧红盗汗
- 日渐消瘦，神疲乏力
- 舌红，苔少，脉细数

→ 清热化痰　肃肺止咳

方剂用药

沙参麦冬汤：

沙参、麦冬、玉竹、桑叶、天花粉、生扁豆、甘草。

辨证加减

- 肺气不敛，咳而气促，加五味子、诃子；
- 痰中带血，加牡丹皮、山栀、白茅根、仙鹤草；
- 潮热明显，加功劳叶、银柴胡、青蒿、胡黄连；
- 盗汗明显，加乌梅、煅牡蛎、浮小麦；
- 咳吐黄痰，加海蛤壳、黄芩、知母；
- 手足心热，腰膝酸软，加知母、黄柏、女贞子、旱莲草；
- 倦怠无力，少气懒言，加党参、五味子。

六、研究报道

(1)中药雾化吸入能有效改善咳嗽症状，减少痰液分泌，减轻气道炎症。如采用三拗汤雾化吸入联合中药外敷治疗小儿咳嗽，可有效加快患者症状的痊愈，而且不良反应小。

资料来源：张娟，林东红，黄菊霞．三拗汤雾化吸入联合中药外敷治疗小儿咳嗽临床观察[J]．当代医学，2017，23(29)：130-132．

(2)辛麻颗粒(由细辛、射干、五味子、蜜麻黄、陈皮、制半夏等组成)联合穴位贴敷对痰瘀阻肺型慢性咳嗽可有效提升临床疗效，显著改善患者的生活质量，且具有较高的安全性，临床控制率和总有效率分别为44.44%(16/36)和97.22%(35/36)。

资料来源：廖浠焯，赵海方，杨韵滢．辛麻颗粒联合穴位贴敷治疗痰瘀阻肺型慢性咳嗽的疗效观察[J]．广州中医药大学学报，2024，41(12)：3147-3153．

第二章
心系病证

第一节 心 悸

一、概述

心悸是以心中悸动、惊惕不安，甚则不能自主为主症的疾病，每因体虚劳倦、七情所伤、感受外邪等发作，常伴胸闷、气短、失眠、健忘、眩晕、耳鸣等症。

轻者——惊悸，重者——怔忡。

西医病名：各种原因引起的心律失常、心功能不全、心肌炎、神经官能症等。

二、文献记载

(1)《黄帝内经》中认为，本病与宗气外泄、心脉不通、突受惊恐、复感外邪相关。

(2)《伤寒论》和《金匮要略》中首见“心悸”病名，即“心动悸”“心下悸”“心中悸”“惊悸”。

(3)元朱丹溪的《丹溪心法》中提到，心悸应责之虚与痰。

(4)明张介宾的《景岳全书》中认为，怔忡由阴虚劳损所致。

(5)清唐容川的《血证论》将本病病因病机归于虚、火、痰、瘀。

三、病因病机

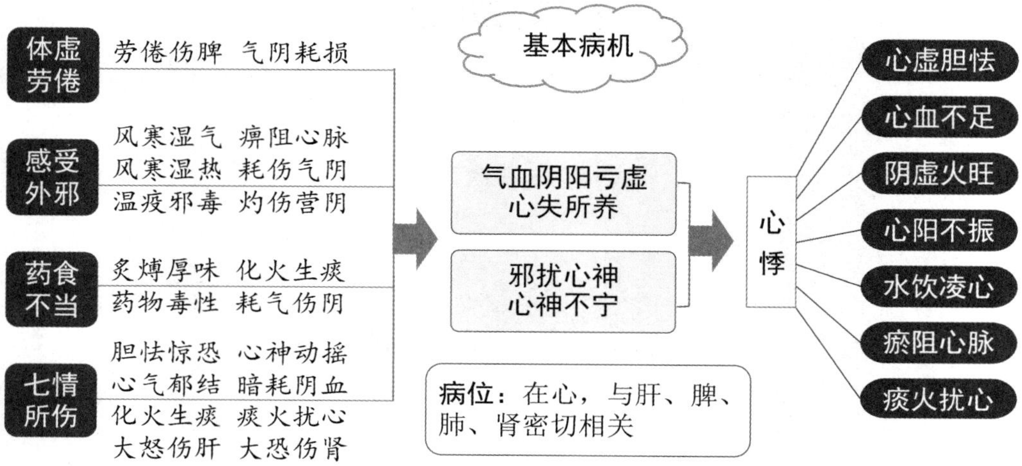

四、治则治法

(1)虚证——补气、养血、滋阴、温阳。

(2)实证——祛痰、化饮、清火、行瘀。

五、证治分类

1 心虚胆怯

- 病名诊断 → 心悸表现：心悸不宁；坐卧不安；不寐多梦
- ＋
- 证型诊断 → 易惊症状：善惊易恐，易惊醒；恶闻声响；食少纳呆；苔薄白，脉细数或细弦

→ 镇惊定志 养心安神

方剂用药：

安神定志丸：

人参、茯苓、茯神、石菖蒲、姜远志、龙齿。

辨证加减：

- 气短乏力，头晕目眩，动则为甚，静则悸缓，为心气虚损明显，重用人参，加黄芪；
- 心阳不振，加炮附子；
- 心血不足，加阿胶、制何首乌、龙眼肉；
- 心气郁结，心悸烦闷，精神抑郁，加柴胡、郁金、合欢皮、绿萼梅；
- 气虚夹湿，加泽泻，重用白术、茯苓；
- 气虚夹瘀，加丹参、川芎、红花、郁金。

2 心血不足

病名诊断 → 心悸表现：心悸气短

＋

证型诊断 → 血虚症状：
- 失眠健忘
- 头晕目眩，面色无华
- 倦怠乏力，纳呆食少
- 舌淡红，脉细弱

→ 补血养心　益气安神

方剂用药

归脾汤：

归脾养心益气血，心脾两虚不统血，

芪眼参术归酸枣，神志香草姜枣确。

辨证加减

- 五心烦热，自汗盗汗，胸闷心烦，舌淡红少津，苔少或无，脉细数或结代——炙甘草汤加减；
- 阳虚而汗出肢冷，加炮附子、煅龙骨、煅牡蛎；
- 阴虚，重用地黄、阿胶，加北沙参、玉竹、石斛；
- 纳呆腹胀，加陈皮、谷芽、麦芽、神曲、山楂、鸡内金、枳壳；
- 失眠多梦，加合欢皮、夜交藤、五味子、柏子仁、莲子心；
- 热病后期损及心阴而心悸——生脉散加减。

3 阴虚火旺

病名诊断 → 心悸表现：
- 心悸易惊
- 心烦失眠

＋

证型诊断 → 虚火症状：
- 五心烦热，盗汗
- 急躁易怒
- 思虑劳心则加重
- 腰酸耳鸣，头晕目眩
- 舌红少津，苔少或无，脉细数

→ 滋阴清火　养心安神

方剂用药：天王补心丹合朱砂安神丸

天王补心丹：

天王补心阴血微，阴虚血少神志危，
地柏枣归天麦桔，志茯玄人朱丹味。

朱砂安神丸：

朱砂安神酒黄连，生地当归甘草煎，
镇心安神清热血，心火亢盛阴血添。

辨证加减

- 肾阴亏虚，虚火妄动，遗精腰酸，加龟甲、熟地黄、知母、黄柏，或加服知柏地黄丸；
- 阴虚而火热不明显——单用天王补心丹；
- 阴虚兼有瘀热，加赤芍、牡丹皮、桃仁、红花、郁金。

4 心阳不振

病名诊断 → 心悸表现
- 心悸不安
- 胸闷气短

\+

证型诊断 → 阳虚症状
- 动则尤甚
- 面色苍白，形寒肢冷
- 舌淡苔白
- 脉虚弱或沉细无力

→ 温补心阳　安神定悸

方剂用药：桂枝甘草龙骨牡蛎汤合参附汤

桂枝甘草龙骨牡蛎汤：

　　桂甘龙牡潜温阳，心阳虚损神志康。

参附汤：

　　人参、炮附子、生姜。

辨证加减

- 形寒肢冷——重用人参、黄芪、炮附子、肉桂；
- 大汗出——重用人参、黄芪、煅龙骨、煅牡蛎、山萸肉，或用独参汤；
- 水饮内停，加葶苈子、五加皮、车前子、泽泻；
- 夹瘀血，加丹参、赤芍、川芎、桃仁、红花；
- 阴伤——重用麦冬、枸杞子，加玉竹、五味子；
- 心阳不振，以致心动过缓，加蜜麻黄、补骨脂，重用桂枝。

5 水饮凌心

病名诊断 → 心悸表现
- 心悸
- 眩晕

\+

证型诊断 → 水饮症状
- 胸闷痞满
- 渴不欲饮，小便短少
  （以上：水饮内停）
- 或下肢浮肿，形寒肢冷
- 伴恶心，欲吐，流涎
- 舌淡胖，苔白滑，脉弦滑或沉细滑

→ **温阳行水　宁心安神**

方剂用药

苓桂术甘汤：

　　苓桂术甘便当利，胸胁支满目眩悸，

　　温阳化饮健脾水，中阳不足痰饮施。

辨证加减

- 恶心呕吐，加半夏、陈皮、生姜；
- 肺气不宣，肺有水湿，咳喘，胸闷，加杏仁、前胡、桔梗、葶苈子、五加皮、防己；
- 瘀血，加当归、川芎、泽兰、益母草；
- 因心衰而浮肿、尿少、夜间咳喘或坐起呼吸——重用温阳利水之品，真武汤加减。

6 瘀阻心脉

病名诊断 → 心悸表现：
- 心悸不安
- 胸闷不舒

＋

证型诊断 → 瘀血症状：
- 心痛时作，痛如针刺
- 唇甲青紫
- 舌质紫暗或有瘀斑
- 脉涩或结或代

→ 活血化瘀 理气通络

方剂用药

桃仁红花煎：

桃仁、红花、赤芍、当归、川芎、生地、丹参、乳香、延胡索、香附、青皮。

辨证加减

- 气滞，加柴胡、枳壳；
- 气虚，加黄芪、党参、黄精；
- 血虚，加制何首乌、枸杞子、熟地黄；
- 阴虚，加麦冬、玉竹、女贞子；
- 阳虚，加炮附子、肉桂、淫羊藿；
- 络脉痹阻，胸部窒闷，加沉香、檀香、降香；
- 胸满闷痛，苔浊腻，加瓜蒌、薤白、半夏、陈皮；
- 胸痛甚，加乳香、没药、五灵脂、蒲黄、三七粉。

7 痰火扰心

病名诊断 → 心悸表现：
- 心悸时发时止
- 受惊易作

＋

证型诊断 → 痰火症状：
- 胸闷烦躁，失眠多梦
- 口干苦
- 大便秘结，小便短赤
- 舌红，苔黄腻，脉弦滑

→ 清热化痰　宁心安神

方剂用药

黄连温胆汤：

温胆半夏竹茹好，枳实陈茯姜枣草，

理气化痰和胃胆，胆胃不和痰热扰。

辨证加减

- 痰热互结，大便秘结，加生大黄；
- 心悸重，加珍珠母、石决明、磁石；
- 火郁伤阴，加麦冬、玉竹、天冬、生地黄；
- 脾虚，加党参、白术、谷芽、麦芽、砂仁。

六、研究报道

(1)自拟宁心定悸汤可有效降低室性期前收缩(俗称“早搏”)的发生率,缓解患者心悸、口干、失眠等症状。

资料来源:杨红霞,何德英,孙文,等. 宁心定悸汤治疗室性早搏(气阴两虚证)临床观察[J]. 中国中医急症,2021,30(12):2153-2155.

(2)自拟养心汤治疗气阴两虚、心血瘀阻型心悸的临床效果较好,可降低中医证候积分,提高心电图有效率和中医证候有效率。

资料来源:渠乐,周云,沈宝藩. 养心汤治疗气阴两虚、心血瘀阻型心悸临床研究[J]. 陕西中医,2020,41(10):1396-1398.

(3)中药治疗心悸多以口服为主,辅以针刺、艾灸、刮痧、贴敷等中医特色治疗。内服中药研究多停留在动物和细胞研究水平,缺乏机制研究及统一治疗规范。

资料来源:黄一婷,曾建斌. 中医药治疗心悸的研究进展[J]. 中国中医急症,2024,33(9):1676-1680.

第二节 胸 痹

一、概述

胸痹是指以胸部闷痛，甚则胸痛彻背、喘息不得卧为主症的疾病。

轻者——胸闷如塞，呼吸欠畅；重者——心痛彻背，背痛彻心。

持续发展——真心痛：胸骨后剧烈持久疼痛，汗出肢冷，面色苍白。

西医病名：心绞痛、急性心肌梗死、心肌病、心包炎、神经官能症、肺动脉栓塞、胃食管疾病等。

二、文献记载

(1)《黄帝内经》中首见“胸痹”之名。

(2)《金匮要略》中正式提出“胸痹”病名，并作专篇论述。

(3)明清时期，医家们提倡用活血化瘀法治疗胸痹。

①明王肯堂的《证治准绳》中提到用失笑散及大剂桃仁、红花、降香等治疗死血心痛。

②清陈修园的《时方歌括》中提到用丹参饮治疗心腹诸痛。

③清王清任的《医林改错》中提到用血府逐瘀汤治疗胸痹心痛。

三、病因病机

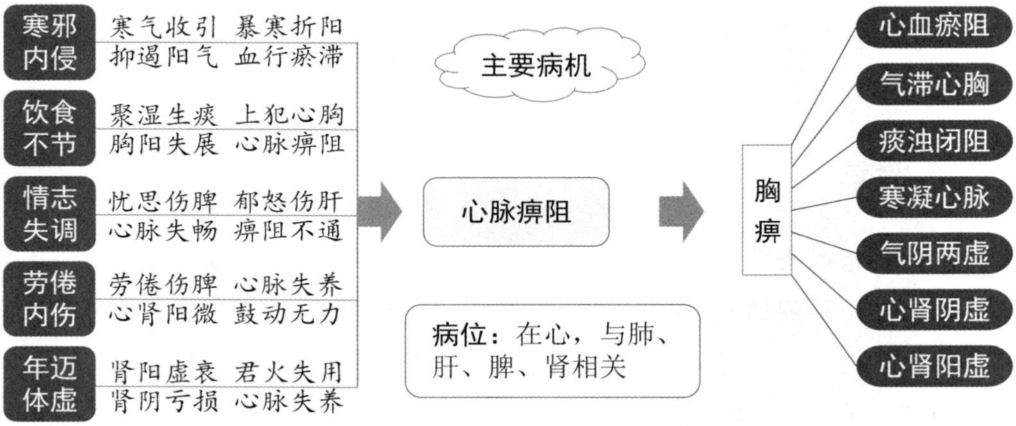

四、治则治法

(1)先治其标，后治其本；先祛邪，再扶正。

(2)必要时标本同治。

五、证治分类

1 心血瘀阻

- **病名诊断** → 胸痹表现：心胸疼痛
- ＋
- **证型诊断** → 瘀血症状：
  - 痛有定处，如刺如绞，入夜为甚
  - 甚则心痛彻背，背痛彻心
  - 或痛引肩背
  - 舌质紫暗或有瘀点、瘀斑
  - 苔薄，脉弦涩

→ **活血化瘀　通脉止痛**

- **方剂用药**

  血府逐瘀汤：

  血府逐瘀胸中绕，活血化瘀行气效，
  桃仁红花川赤膝，地归柴壳桔甘草。

- **辨证加减**
  - 胸痛剧烈，瘀血痹阻较重，加乳香、没药、丹参；
  - 畏寒肢冷，兼有寒凝或阳虚，加桂枝或肉桂、细辛、高良姜、薤白或人参、炮附子；
  - 气短、乏力、自汗，兼有气虚——人参养荣汤合桃红四物汤加减，重用人参、黄芪；
  - 猝然心痛发作——含化复方丹参滴丸、速效救心丸。

2 气滞心胸

病名诊断 → 胸痹表现
- 心胸满闷
- 隐痛阵发

\+

证型诊断 → 气郁症状
- 时欲太息
- 情志不遂易诱发或加重
- 或兼胸胁胀满，嗳气矢气则舒
- 苔薄或薄腻，脉细弦

→ 疏肝理气 活血通络

方剂用药

柴胡疏肝散：

柴胡疏肝香附芎，枳壳陈皮芍草从，
疏肝解郁行气痛，肝郁气滞胁痛功。

辨证加减

- 胸闷心痛明显，兼有血瘀——合用失笑散，加丹参、薤白、苏木；
- 心烦易怒，口干便秘，舌红，苔黄，脉弦数——丹栀逍遥散加减；
- 便秘严重，加当归龙荟丸。

3 痰浊闭阻

病名诊断 → 胸痹表现
- 胸闷重
- 心痛微

＋

证型诊断 → 痰浊症状
- 痰多气短
- 头身困重，形体肥胖
- 阴雨天易发作或加重
- 倦怠乏力，纳呆便溏
- 舌体胖大且边有齿痕
- 苔浊腻或白滑，脉滑

→ 通阳泄浊　豁痰宣痹

方剂用药 → 栝蒌薤白半夏汤合涤痰汤

栝蒌薤白半夏汤：

栝蒌薤白半夏汤，通阳散结气痰方，
胸阳不振痰气结，胸痹轻证此方良。

涤痰汤：

制半夏、制南星、橘红、茯苓、枳实、竹茹、石菖蒲、人参、生姜、大枣。

辨证加减
- 痰热，加海浮石、海蛤壳、栀子、天竺黄、竹沥；
- 大便干结，加桃仁、番泻叶、大黄；
- 痰浊郁而化热，口干口苦——黄连温胆汤加郁金。

4 寒凝心脉

病名诊断 → 胸痹表现：
- 猝然心痛如绞
- 心痛彻背
- 喘不得卧

＋

证型诊断 → 寒凝症状：
- 气候骤冷、外感风寒诱发加重
- 伴形寒
- 手足不温，冷汗自出
- 胸闷气短，心悸，面色苍白
- 苔薄白，脉沉紧或沉细

→ 辛温散寒　宣通心阳

方剂用药 → 枳实薤白桂枝汤合当归四逆汤

枳实薤白桂枝汤：
枳实薤白桂枝汤，瓜蒌厚朴胸痹方，
通阳散结祛痰气，胸阳不振痰气伤。

当归四逆汤：
当归四逆桂枝好，辛芍通草枣炙草，
温经散寒养血脉，血虚寒厥用之效。

辨证加减
- 阴寒极盛之胸痹重症，痛无休止，身寒肢冷，气短喘息，脉沉紧或沉微——乌头赤石脂丸加荜茇、高良姜、细辛；
- 痛剧而四肢不温，冷汗自出——即刻舌下含服苏合香丸或麝香保心丸。

5 气阴两虚

病名诊断 → 胸痹表现
- 心胸隐痛
- 时作时休

＋

证型诊断 → 气虚症状
- 心悸气短，动则尤甚
- 神疲懒言，易汗
- 舌质淡红，舌体胖，边有齿痕
- 苔薄白，脉虚细缓或结代

→ 益气养阴 活血通脉

方剂用药 → 生脉散合人参养荣汤

生脉散：

生脉人参麦五味，益气生津敛汗最，

温热暑热耗气阴，久咳伤肺气阴亏。

人参养荣汤：

人参、白术、茯苓、炙甘草、黄芪、陈皮、熟地、当归、白芍、肉桂、远志、五味子。

辨证加减
- 气滞血瘀，加川芎、郁金；
- 痰浊明显，加茯苓、白术、白蔻仁；
- 心脾两虚，见纳呆、失眠，加茯苓、茯神、远志、半夏、柏子仁、酸枣仁。

6 心肾阴虚

病名诊断 → 胸痹表现：心痛憋闷

\+

证型诊断 → 阴虚症状：
- 心悸盗汗，虚烦不寐（心阴虚）
- 腰酸膝软，头晕耳鸣（肾阴虚）
- 口干便秘
- 舌红少津，苔薄或剥
- 脉细数或促代

→ 滋阴清火　养心和络

方剂用药：天王补心丹合炙甘草汤

天王补心丹：

天王补心阴血微，阴虚血少神志危，
地柏枣归天麦桔，志茯玄人朱丹味。

炙甘草汤：

炙甘草汤桂麦地，参胶麻酒姜枣宜，
滋阴益气又复脉，血气虚弱肺痿施。

辨证加减

- 心肾阴虚较甚，头晕目眩，腰酸膝软，遗精盗汗，心悸不宁，口燥咽干——左归饮；
- 阴不敛阳，虚火内扰心神，虚烦不寐，舌尖红少津——酸枣仁汤加减；
- 风阳上扰，加珍珠母、灵磁石、石决明、琥珀等，合黄连阿胶汤。

7 心肾阳虚

- **病名诊断** → 胸痹表现
  - 心悸而痛
  - 胸闷气短
- \+
- **证型诊断** → 阳虚症状
  - 动则尤甚，自汗
  - 面色㿠白，神倦怯寒
  - 四肢欠温或肿胀
  - 舌淡胖，边有齿痕
  - 苔白或腻，脉沉细迟

→ **振奋心阳　温补肾阳**

- **方剂用药**：参附汤合右归饮
  - 参附汤：
    人参、炮附子、生姜。
  - 右归饮：
    右归附子肉桂鹿，山地茱枸归仲菟，
    温补肾阳填精髓，肾阳命门火衰除。
- **辨证加减**
  - •肾阳虚衰，水饮凌心，兼见水肿，喘促，心悸——真武汤加黄芪、汉防己、猪苓、车前子；
  - •危急重症，阳虚欲脱厥逆——在中西医结合抢救的同时，用四逆加人参汤口服，或参附注射液静脉点滴。

六、研究报道

（1）基于数据挖掘的用药分析：对国医大师治疗胸痹心痛痰瘀互结证的用药规律研究发现，高频药物主要有丹参、川芎、瓜蒌等；药物功效使用频次最多的依次是活血化瘀类、补虚类、理气类、化痰止咳平喘类及清热类等；使用频次最多的3组药对分别为瓜蒌-薤白、丹参-瓜蒌、丹参-党参，3个核心组合中以川芎、丹参、黄芪、郁金、瓜蒌出现频次最多。国医大师治疗此证型常以血府逐瘀汤、丹参饮、瓜蒌薤白半夏汤、温胆汤等方剂化裁加减，随证治之。

资料来源：朱若维，李雪菲，牛露娜，等．基于数据挖掘探讨国医大师治疗胸痹心痛痰瘀互结证用药规律及经验[J]．西部中医药，2024，37(3)：28-31.

（2）温肾通瘀方在治疗心肾阳虚兼血瘀证稳定型心绞痛方面能够有效减轻患者心悸、胸闷等临床症状，降低因心脏供血不足引发严重并发症的风险，提高患者的生活质量。

资料来源：袁齐，赵萍，冯家银．温肾通瘀方治疗心肾阳虚兼血瘀证冠心病稳定型心绞痛临床研究[J]．河北中医，2022，44(11)：1825-1829.

（3）精灵方（制黄精、灵芝、虎杖、绞股蓝、漏芦、姜黄）具有抑制心室重塑，清除氧自由基，抗氧化及降脂等作用，且能改善冠心病患者血液流变学指标及冠脉内皮功能，可以此方为基础方，随证加减治疗胸痹。

资料来源：胡连霞，王振兴．唐蜀华教授辨治胸痹的经验撷英[J]．中国中医急症，2018，27(12)：2227-2229.

第三节　不　寐

一、概述

不寐是以经常不能获得正常睡眠为特征的疾病，或睡眠时间不足，或睡眠深度不够。

轻者——入睡困难、寐而不酣、时寐时醒、醒后不能寐。

重者——彻夜不寐。

西医病名：神经官能症、更年期综合征、慢性消化不良、贫血、动脉粥样硬化症。

二、文献记载

(1)不寐在《黄帝内经》中称为“不得卧”“目不瞑”，认为是邪客脏腑，卫行于阳，不能入阴所致。

(2)《素问·逆调论》：“胃不和则卧不安。”

(3)《灵枢·邪客》中提到，服用半夏汤后“阴阳已通，其卧立至”。

(4)《难经·四十六难》中最早提出“不寐”病名。

(5)《伤寒论》中提到，少阴病虚火不寐，可用黄连阿胶汤。

(6)《金匮要略》中认为，肝血虚少，虚热烦躁不寐，可用酸枣仁汤。

(7)宋许叔微的《普济本事方》中认为，肝经血虚，魂不守舍，心神不安而不寐。

(8)明张景岳的《景岳全书》将不寐病机概括为有邪、无邪两类。

(9)明李中梓的《医宗必读》中认为，不寐原因有气虚、阴虚、痰滞、水停、胃不和。

(10)明戴思恭的《证治要诀》提出“年高人阳衰不寐”之论。

(11)清冯兆张的《冯氏锦囊密录》中提到老年不寐与肾阴盛衰有关。

(12)清王清任的《医林改错》中提到瘀血可致不寐,可用血府逐瘀汤。

三、病因病机

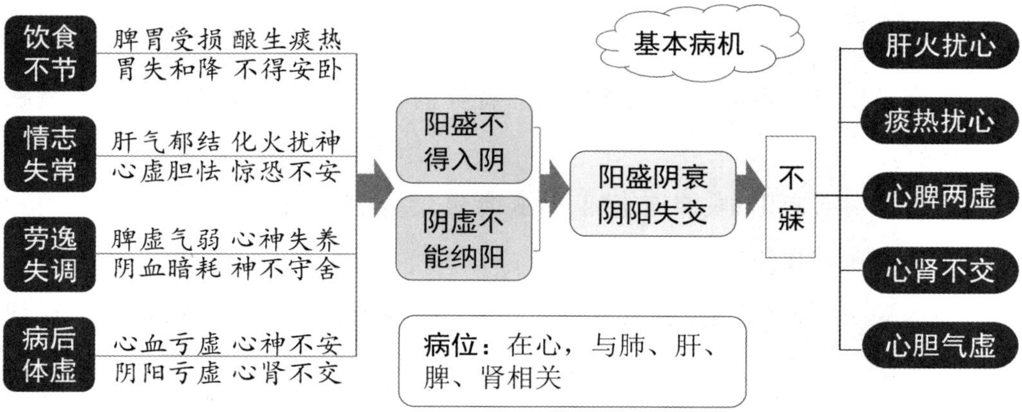

四、治则治法

(1)原则:补虚泻实,调整脏腑阴阳。

(2)安神定志:养血安神、清心安神、镇惊安神。

五、证治分类

1 肝火扰心

- **病名诊断** → 不寐表现
  - 不寐多梦
  - 甚则彻夜不眠
- **+**
- **证型诊断** → 肝火症状
  - 急躁易怒
  - 头晕头胀，目赤耳鸣
  - 口干而苦，不思饮食
  - 便秘溲赤
  - 舌红，苔黄，脉弦数

→ **疏肝泻热 镇心安神**

- **方剂用药**

  龙胆泻肝汤：

  龙胆泻肝清湿热，栀芩归地泽木车，

  上炎下注柴胡甘，君臣归地酒炒合。

- **辨证加减**
  - 胸闷胁胀，善叹息，加香附、郁金、佛手；
  - 肝胆之火亢盛而彻夜不寐，头晕目眩、大便秘结——当归龙荟丸。

2 痰热扰心

病名诊断 → 不寐表现：
- 心烦
- 不寐

+

证型诊断 → 痰热症状：
- 心烦
- 胸闷脘痞，泛恶嗳气
- 伴头重，目眩
- 舌偏红，苔黄腻，脉滑数

→ 清化痰热 和中安神

方剂用药

黄连温胆汤：

温胆半夏竹茹好，枳实陈茯姜枣草，

理气化痰和胃胆，胆胃不和痰热扰。

辨证加减

- 心悸动，惊惕不安，加琥珀粉；
- 胸闷嗳气，脘腹胀满，大便不爽，苔腻脉滑——重用半夏，加秫米；
- 饮食停滞，嗳腐吞酸，脘腹胀痛，加神曲、焦山楂、莱菔子，或用保和丸；
- 痰热盛，痰火上扰心神，彻夜不寐，大便秘结者，加大黄或用礞石滚痰丸。

3 心脾两虚

病名诊断 → 不寐表现
- 不易入睡
- 多梦易醒

＋

证型诊断 → 心脾两虚
- 心悸健忘，神疲食少；头晕目眩，面色少华 → 心血虚
- 四肢倦怠，腹胀便溏 → 脾气虚
- 舌淡，苔薄，脉细无力

→ 补益心脾　养血安神

方剂用药

归脾汤：

归脾养心益气血，心脾两虚不统血，
芪眼参术归酸枣，神志香草姜枣确。

辨证加减

- 心血不足较甚，加熟地黄、白芍、阿胶；
- 不寐较重，加柏子仁、五味子、夜交藤、合欢皮；
- 脘闷纳呆，苔腻——重用白术，加苍术、半夏、陈皮、茯苓、厚朴以健脾燥湿，理气化痰。

4 心肾不交

病名诊断 → 不寐表现
- 心烦不寐
- 入睡困难

+

证型诊断 → 心肾不交
- 心悸多梦 → 心火
- 头晕耳鸣，腰膝酸软
- 潮热盗汗，五心烦热
- 咽干少津

（头晕耳鸣……咽干少津 → 肾阴亏虚）
- 男子遗精，女子月经不调
- 舌红，苔少，脉细数

→ **滋阴降火 交通心肾**

方剂用药 — 六味地黄丸合交泰丸

六味地黄丸：

六味地黄山药萸，茯苓泽泻丹皮足，
滋阴填精又补肾，三补三泻阴精虚。

交泰丸：

黄连、肉桂。

辨证加减
- 心烦不寐，彻夜不眠，加朱砂、磁石、龙骨、龙齿重镇安神；
- 心阴不足为主——天王补心丹；
- 阴血不足，心火亢盛——朱砂安神丸。

5 心胆气虚

病名诊断 → 不寐表现：虚烦不寐

+

证型诊断 → 心胆气虚：
- 胆怯心悸
- 触事易惊，终日惕惕
- 气短自汗，倦怠乏力
- 舌质淡，脉弦细

→ 益气镇惊　安神定志

方剂用药 → 安神定志丸合酸枣仁汤

安神定志丸：

人参、茯苓、茯神、石菖蒲、姜远志、龙齿。

酸枣仁汤：

酸枣仁汤失眠好，茯苓知母川芎草，
养血安神清烦热，肝血不足虚热扰。

辨证加减

- 心肝血虚，惊悸汗出——重用人参，加白芍、当归、黄芪；
- 木不疏土，胸闷，善太息，纳呆腹胀，加柴胡、陈皮、山药、白术；
- 心悸甚，惊惕不安，加生龙骨、生牡蛎、朱砂。

六、研究报道

(1)黄连阿胶汤治疗失眠的作用机制可能与调节下丘脑-垂体-肾上腺轴(HPA轴),5-羟色胺(5-HT)、去甲肾上腺素(NE)、多巴胺(DA)等中枢神经递质,肠道菌群以及抑制炎性因子等相关。其治疗失眠的有效成分有小檗碱、黄芩苷、黄芩素、白芍总苷、胶原蛋白等。

资料来源:杜泽鹏,郑秦妮,张喜武,等. 黄连阿胶汤治疗失眠的研究进展[J]. 中国实验方剂学杂志,2024,30(21):279-288.

(2)半夏秫米汤出自《黄帝内经》。半夏燥湿化痰,降逆和胃;秫米即高粱米,能益脾和胃,通利大肠。二药合用可化痰和胃,通阳泄浊,调和阴阳,适用于痰湿阻滞、胃失和降之失眠。

资料来源:吕萍. 半夏秫米汤加味治疗失眠 60 例[J]. 长春中医药大学学报,2012,28(3):472.

第三章
脑系病证

第一节　头　痛

一、概述

头痛，亦称头风，是以自觉头部疼痛为特征的疾病。头痛可单独出现，亦可伴见于多种疾病过程中。

西医病名：偏头痛、紧张性头痛、丛集性头痛及外伤性头痛。

二、文献记载

(1)《黄帝内经》中有如下内容：

①记载“脑风”“首风”“真头痛”“厥头痛”。

②记载头痛病名、病因病机。

③病因有外感与内伤两端。

(2)东汉张仲景的《伤寒论》中论述了太阳、阳明、少阳、厥阴头痛的证候及治疗。

(3)金李东垣的《兰室秘藏》中有如下记载：

①将头痛分为外感和内伤两类。

②补充了太阴、少阴头痛，主张分经用药。

(4)元朱丹溪的《丹溪心法》中有如下记载：

①强调了痰与火在头痛发病中的地位。

②头痛"如不愈，各加引经药。太阳川芎，阳明白芷，少阳柴胡，太阴苍术，少阴细辛，厥阴吴茱萸"。

(5)明王肯堂的《证治准绳》对头痛、头风各自的临床特点进行了区别。

(6)明张景岳的《景岳全书》曰："暂病者当重邪气，久病者当重元气。"

(7)清王清任的《医林改错》中，首创血府逐瘀汤治疗头痛顽疾。

三、病因病机

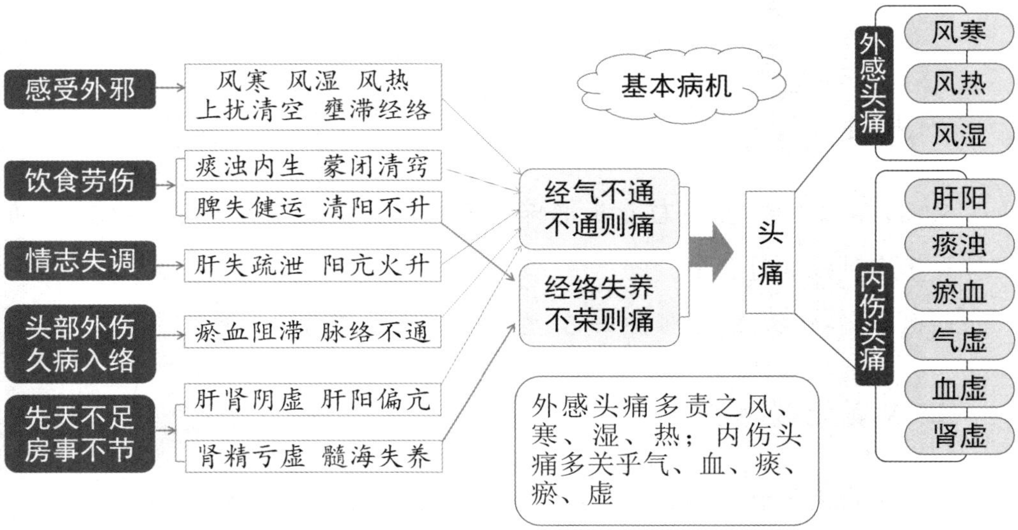

四、治则治法

- 头痛
  - 治则治法
    - 外感
      - 以祛风为主，兼以散寒、清热、祛湿
    - 内伤
      - 虚证以补养气血或益肾填精为主
      - 实证以平肝、化痰、行瘀为主
      - 虚实夹杂者，标本兼顾，补虚泻实
  - 分经论治

太阳头痛	痛在脑后，下连于项	羌活、川芎、蔓荆子
阳明头痛	痛在前额，及眉棱骨	葛根、白芷、知母
少阳头痛	痛在两侧，连及于耳	柴胡、黄芩、川芎
厥阴头痛	痛在巅顶，或连目系	吴茱萸、藁本
少阴头痛	全头疼痛为主	细辛
太阴头痛	全头疼痛为主	苍术

五、证治分类

（一）外感头痛

1 风寒头痛

病名诊断 → 头痛表现：
- 头痛连及项背
- 呈掣痛样

+

证型诊断 → 风寒症状：
- 痛连项背，拘急收紧
- 恶风畏寒，遇风尤剧
- 头痛喜裹，口不渴
- 舌质淡，苔薄白
- 脉浮或浮紧

→ **疏风 散寒 止痛**

方剂用药

川芎茶调散：

川芎茶调荆薄妙，羌活白芷细风草，
疏风止痛用之效，外感风邪头痛疗。

辨证加减

- 头痛，恶寒明显，加麻黄、桂枝、制川乌温经散寒；
- 巅顶头痛，干呕，吐涎沫，甚则四肢厥冷——用吴茱萸汤去人参，加藁本、川芎、细辛、半夏以温散寒邪，降逆止痛；
- 头痛，足寒，气逆，背冷，脉沉细——方用麻黄附子细辛汤加白芷、川芎以温经散寒止痛。

2 风热头痛

病名诊断 → 头痛表现
- 头痛而胀
- 甚则头胀如裂

＋

证型诊断 → 风热症状
- 发热或恶风
- 面红目赤，口渴喜饮
- 便秘尿赤
- 舌尖红，苔薄黄，脉浮数

→ 疏风　清热　和络

方剂用药

芎芷石膏汤：

川芎、白芷、羌活、藁本、石膏、菊花。

辨证加减

- 烦热口渴，舌红少津——重用石膏，配知母、天花粉、芦根，甚者加黄芩、栀子清热泻火；
- 大便秘结，口舌生疮——合用黄连上清丸；
- 鼻流浊涕如脓，鼻根及鼻旁疼痛，加苍耳子、辛夷、鱼腥草、藿香。

3 风湿头痛

病名诊断 → 头痛表现：头痛如裹

+

证型诊断 → 湿性症状：肢体困重，胸闷纳呆；小便不利，大便或溏；舌质淡，苔白腻，脉濡

→ 祛风胜湿通窍

方剂用药

羌活胜湿汤：

羌活胜湿独活好，芎风藁本蔓荆草，
祛风胜湿又止痛，风湿犯表痹证消。

辨证加减

- 胸闷脘痞、腹胀便溏，加苍术、陈皮、砂仁；
- 恶心、呕吐，加半夏、生姜、竹茹降逆止呕；
- 纳呆食少，加麦芽、神曲、焦山楂健脾助运；
- 小便短少，加茯苓、薏苡仁、淡竹叶淡渗利湿；
- 发于夏季，感受暑湿，见身热汗少或汗出不畅，心烦口渴，胸闷欲呕，加藿香、佩兰、荷叶。

（二）内伤头痛

1 肝阳头痛

- **病名诊断** → 头痛表现：头胀痛而眩
- ＋
- **证型诊断** → 肝阳症状：
  - 胀痛而眩
  - 头痛以头两侧为主，心烦易怒
  - 口苦面红，或兼胁痛
  - 舌质红，苔薄黄，脉弦数

→ **平肝 潜阳 息风**

- **方剂用药**

  天麻钩藤饮：

  天麻钩藤决明膝，栀芩寄杜夜神益，

  息风活血益肝肾，肝阳偏亢上扰宜。

- **辨证加减**
  - 头痛剧烈，目赤口苦，急躁易怒，便秘尿黄，加龙胆草、夏枯草、大黄以清肝泻火；
  - 头晕目涩，腰膝酸软，加生地黄、何首乌、枸杞子等以滋肾养肝。

2 痰浊头痛

病名诊断 → 头痛表现：
- 头痛
- 昏蒙沉重

\+

证型诊断 → 痰浊症状：
- 昏蒙沉重
- 胸脘痞闷，纳呆呕恶
- 舌质淡，苔白腻
- 脉滑或弦滑

→ **健脾燥湿　化痰降逆**

方剂用药

半夏白术天麻汤：

半夏白术天麻汤，苓橘姜枣甘草尝，
化痰息风健脾湿，风痰上扰痰厥康。

辨证加减

- 痰湿中阻，胸脘满闷甚，加厚朴、枳壳、砂仁；
- 口苦，大便不畅，舌苔黄腻，脉滑数——去白术，加黄连、枳实、竹茹，或选用黄连温胆汤以清化热痰。

3 瘀血头痛

病名诊断 → 头痛表现
- 头痛
- 经久不愈

＋

证型诊断 → 瘀血症状
- 痛处固定不移，痛如锥刺
- 或有头部外伤史
- 舌紫暗，可见瘀斑、瘀点
- 苔薄白，脉细或细涩

→ 活血化瘀　通窍止痛

方剂用药

通窍活血汤：

桃仁、红花、赤芍、川芎、麝香、黄酒、老葱、鲜姜、大枣。

辨证加减

- 头痛较剧，加全蝎、蜈蚣、土鳖虫等虫类药；
- 久痛不已，神疲乏力，少气懒言，脉细弱无力，加黄芪、党参、当归以补气助血运；
- 畏寒明显，加桂枝、细辛、附子温经散寒。

4 气虚头痛

病名诊断 → 头痛表现：
- 头痛隐隐
- 时发时止

+

证型诊断 → 气虚症状：
- 遇劳加重，纳食减少
- 倦怠乏力，气短自汗
- 舌质淡，苔薄白，脉细弱

→ **健脾　益气　升清**

方剂用药

益气聪明汤：

人参、炙甘草、黄芪、升麻、葛根、蔓荆子、芍药、黄柏。

辨证加减

- 头痛绵绵不休，心悸，失眠，加当归、熟地黄、何首乌以补血；
- 畏寒怕冷，手足欠温，加附子、肉桂、葱白等温阳通络。

5 血虚头痛

病名诊断 → 头痛表现：头痛而晕

＋

证型诊断 → 血虚症状：
- 心悸怔忡
- 神疲乏力，面色少华
- 舌质淡，苔薄白，脉细弱

→ 滋阴养血　和络止痛

方剂用药

加味四物汤：

生地、当归、白芍、川芎、蔓荆子、菊花、黄芩、甘草。

辨证加减

- 神疲乏力，遇劳加重，气短懒言，汗出恶风，加黄芪、党参、白术以益气健脾；
- 阴血亏虚，阴不敛阳，肝阳上扰，加天麻、白蒺藜、枸杞子、菊花、石决明等。

6 肾虚头痛

病名诊断 → 头痛表现：头痛且空

＋

证型诊断 → 肾虚症状：
- 头痛且空
- 眩晕耳鸣，腰膝酸软
- 神疲乏力，少寐健忘
- 舌质红，苔少，脉细无力

→ 养阴补肾　填精生髓

方剂用药

大补元煎：

人参、炒山药、炙甘草、熟地黄、当归、杜仲、枸杞子、山萸肉。

辨证加减

- 头痛而晕，面颊红赤，潮热汗出——去人参，加墨旱莲、知母、黄柏以滋阴泻火，或用知柏地黄丸；
- 畏寒怕冷，四肢不温，腰膝酸软，舌淡苔白，脉沉细，加鹿角、附子以温肾助阳，或用右归丸或金匮肾气丸加减。

六、研究报道

(1)川芎在古今头痛治疗中均为核心药物。朱默里等人通过数据挖掘发现,川芎在宋代、清代及现代方剂中的使用频次均居首位,且现代配伍更注重平肝息风药(如天麻、钩藤)与补虚药(如黄芪、当归)的结合。

资料来源:朱默里,肖贺,胡志强. 治疗头痛古今方剂用药及配伍规律对比[J]. 临床合理用药,2014,7(8A):6.

(2)中药治疗经行头痛疗效显著,多认为该病以肝郁血瘀、肝肾阴虚为核心病机,与冲任气血失调密切相关。情志不畅、肝郁化火、气滞血瘀、肝肾不足、阴虚阳亢均可导致清窍失养或气血逆乱而发病。

资料来源:步姣,王轶蓉. 经行头痛的中医药治疗概况[J]. 实用中医内科杂志,2020,34(1):43-45.

第二节 眩 晕

一、概述

眩晕是指以头晕、目眩为主症的疾病。

头晕——感觉自身或外界景物旋转。

目眩——眼花或眼前发黑。

二者常同时并见，统称眩晕。

轻者——闭目即止。

重者——如坐舟车，旋转不定，不能站立，或伴有恶心、呕吐、汗出，甚则仆倒等。

西医病名：良性位置性眩晕、脑缺血、梅尼埃病等，以及高血压病等以眩晕为主要表现的疾病。

二、文献记载

(1)东汉张仲景的《金匮要略·痰饮咳嗽病脉证并治》中认为，痰饮是眩晕重要的致病因素之一，为后世医家"无痰不作眩"的观点提供了理论基础。

(2)金刘完素的《素问玄机原病式》中主张眩晕应从风火立论。

(3)元朱丹溪的《丹溪心法·头眩》中，强调"无痰则不作眩"，有兼气虚、痰湿、痰火之别，又与感邪、七情及宿病诱发有关。

(4)明张景岳的《景岳全书》中认为，"无虚不能作眩"，下虚而眩。

(5)明虞抟的《医学正传》中认为，瘀血可致眩晕，眩晕与中风有内在联系。

三、病因病机

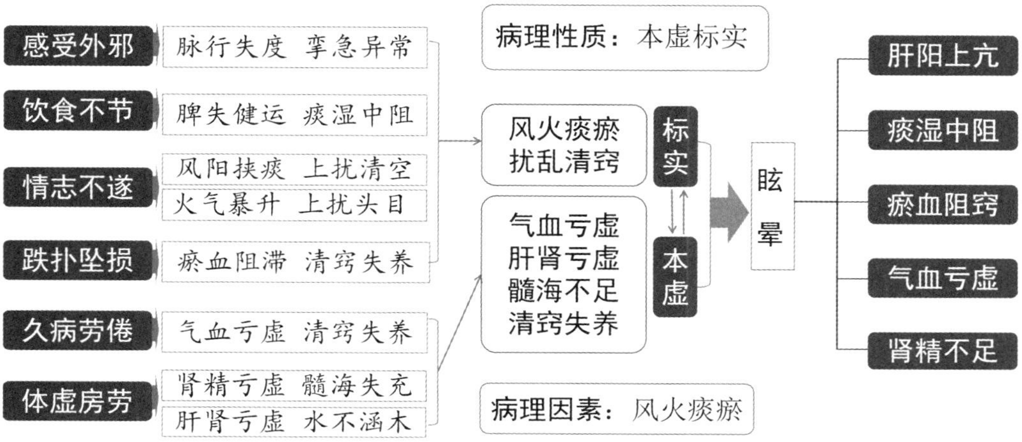
感受外邪
脉行失度 挛急异常
饮食不节
脾失健运 痰湿中阻
情志不遂
风阳挟痰 上扰清空
火气暴升 上扰头目
跌扑坠损
瘀血阻滞 清窍失养
久病劳倦
气血亏虚 清窍失养
体虚房劳
肾精亏虚 髓海失充
肝肾亏虚 水不涵木
病理性质：本虚标实
风火痰瘀
扰乱清窍
标实
气血亏虚
肝肾亏虚
髓海不足
清窍失养
本虚
眩晕
肝阳上亢
痰湿中阻
瘀血阻窍
气血亏虚
肾精不足
病理因素：风火痰瘀

四、治则治法

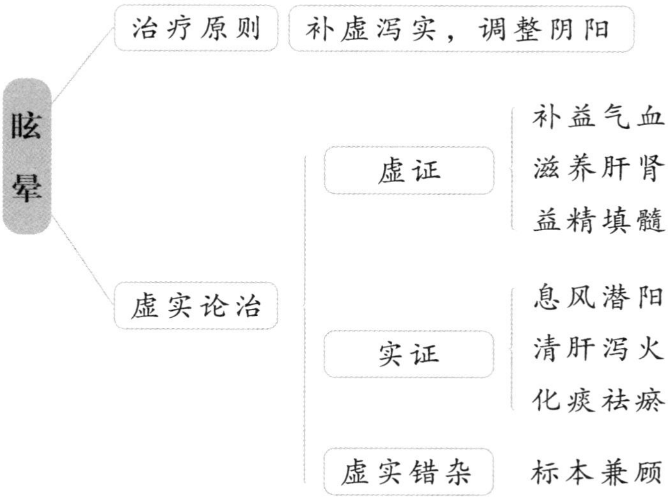
眩晕
治疗原则
补虚泻实，调整阴阳
虚实论治
虚证
补益气血
滋养肝肾
益精填髓
实证
息风潜阳
清肝泻火
化痰祛瘀
虚实错杂
标本兼顾

五、证治分类

1 肝阳上亢

- **病名诊断** → 眩晕表现
  - 眩晕
  - 耳鸣
- ＋
- **证型诊断** → 肝阳症状
  - 头目胀痛，急躁易怒
  - 失眠多梦，烦劳郁怒加重
  - 甚则仆倒
  - 颜面潮红，肢麻震颤
  - 舌质红，苔黄，脉弦或数

→ **平肝潜阳 清火息风**

- **方剂用药**

  天麻钩藤饮：

  天麻钩藤决明膝，栀芩寄杜夜神益，

  息风活血益肝肾，肝阳偏亢上扰宜。

- **辨证加减**
  - 口苦目赤、烦躁易怒者，加龙胆草、川楝子、夏枯草以清肝泻火；
  - 目涩耳鸣、腰酸膝软者，加枸杞子、生地黄、玄参以滋补肝肾；
  - 目赤便秘者，加大黄、芒硝或佐用当归龙荟丸以通腑泄热；
  - 眩晕剧烈、手足麻木或震颤者，加磁石、珍珠母、羚羊角粉等镇肝息风。

2 痰湿中阻

病名诊断 → **眩晕表现**

眩晕

\+

证型诊断 → **痰湿症状**

头重昏蒙，或伴视物旋转

胸闷恶心，呕吐痰涎

食少多寐

苔白腻，脉濡滑

→ **化痰祛湿 健脾和胃**

方剂用药

半夏白术天麻汤：

半夏白术天麻汤，苓橘姜枣甘草尝，

化痰息风健脾湿，风痰上扰痰厥康。

辨证加减

- 呕吐频作，加胆南星、天竺黄、竹茹、旋覆花化痰降逆止呕；
- 脘闷纳呆，加砂仁、白豆蔻、佩兰化湿行气健脾；
- 耳鸣重听，加磁石、郁金、石菖蒲以通阳开窍；
- 头痛头胀，心烦口苦，渴不欲饮——黄连温胆汤清化痰热。

3 瘀血阻窍

病名诊断 → 眩晕表现：
- 眩晕
- 头痛

+

证型诊断 → 瘀血症状：
- 眩晕头痛，痛有定处
- 失眠，健忘，心悸
- 精神不振，耳鸣耳聋
- 面唇紫暗，舌暗有瘀斑
- 多伴见舌下脉络迂曲增粗
- 脉涩或细涩

→ 祛瘀生新　活血通窍

方剂用药

通窍活血汤：

桃仁、红花、赤芍、川芎、麝香、黄酒、老葱、鲜姜、大枣。

辨证加减

- 神疲乏力，少气自汗者，加黄芪、党参补气固表，益气行血；
- 心烦面赤，舌红苔黄者，加栀子、连翘、薄荷、菊花以泻火除烦；
- 畏寒肢冷，感寒加重者，加附子、桂枝以温经活血；
- 头颈部不能转动者，加威灵仙、葛根、豨莶草等解肌通络；
- 瘀血重者，加地龙、全蝎。

4 气血亏虚

病名诊断 → 眩晕表现：
- 眩晕
- 动则加剧

＋

证型诊断 → 气血亏虚：
- 劳累即发，纳少腹胀；神疲自汗，倦怠懒言——气虚
- 唇甲不华，发色不泽；心悸少寐，面色皖白——血虚
- 舌质淡，苔薄白，脉细弱

→ 补益气血　调养心脾

方剂用药

归脾汤：

归脾养心益气血，心脾两虚不统血，

芪眼参术归酸枣，神志香草姜枣确。

辨证加减

- 气短乏力，神疲便溏——补中益气汤补气升清；
- 自汗时出，易于感冒——重用黄芪，加防风、浮小麦以益气固表；
- 脾虚湿盛，腹胀纳呆，加薏苡仁、扁豆、泽泻等健脾渗湿；
- 形寒肢冷，腹中隐痛，加肉桂、干姜以温中散寒；
- 血虚较甚，面色皖白，唇舌色淡者，加熟地黄、阿胶以补血养血；
- 心悸怔忡，少寐健忘，加柏子仁、酸枣仁、首乌藤、龙骨、牡蛎以养心镇心安神。

5 肾精不足

病名诊断 → 眩晕表现：
- 眩晕
- 日久不愈

＋

证型诊断 → 肾虚症状：
- 精神萎靡，少寐多梦
- 两目干涩，视力减退
- 遗精滑泄，耳鸣齿摇
- 颧红咽干，五心烦热
- 舌红，苔少，脉细数
（以上为肾阴虚）
- 面色㿠白，形寒肢冷
- 舌淡嫩，苔白，脉沉细无力
（以上为肾阳虚）

→ **滋养肝肾 填精益髓**

方剂用药

左归丸：

左归熟地山药萸，鹿角龟板枸菟牛，
滋阴补肾填精髓，真阴不足蜜丸优。

辨证加减

- 五心烦热，潮热颧红，加鳖甲、知母、黄柏、牡丹皮；
- 肾失封藏固摄，遗精滑泄，加芡实、莲须、桑螵蛸、紫石英；
- 失眠，多梦，健忘，加阿胶、鸡子黄、酸枣仁、柏子仁；
- 阴损及阳，四肢不温，形寒怕冷，精神萎靡，加巴戟天、淫羊藿、肉桂，或予右归丸；
- 下肢浮肿、尿少等症，加桂枝、茯苓、泽泻；
- 便溏，腹胀少食，加白术、茯苓、薏苡仁。

六、研究报道

(1)血府逐瘀汤通过改善脑血流速度、降低血液黏稠度，对椎-基底动脉供血不足性眩晕疗效显著，总有效率达92.68%，优于单纯西药治疗。临床常配伍天麻、钩藤以增强平肝息风作用，或加黄芪、当归兼顾气血双补。

资料来源：黄泽，胡跃强，陈莲梅，等. 血府逐瘀汤治疗眩晕病研究进展[J]. 陕西中医，2020，41(8)：1169-1172.

(2)纳入处方54首，涉及中药166味，频次≥10的中药共16味，包含茯苓、陈皮、白芍、石决明、当归、半夏等，关联分析得到半夏-陈皮、白术-茯苓、香附-当归、钩藤-石决明等药对，以及半夏-茯苓-陈皮等角药。

资料来源：朱建军，唐汉平. 基于数据挖掘探讨王泰林治疗眩晕病用药规律[J]. 基层中医药，2025，4(2)：80-87.

(3)张伯礼教授治疗眩晕善用丹参、郁金活血，夏枯草、天麻平肝，杜仲、牛膝补肾，形成“活血-平肝-补虚”三层次配伍。

资料来源：高贤波，张砚，王东军，等. 基于数据挖掘方法探讨名老中医治疗眩晕用药规律[J]. 辽宁中医药大学学报，2022，24(3)：64-68.

第三节　中　风

一、概述

中风是指以半身不遂、肌肤不仁、口舌歪斜、言语不利(中经络),甚则突然昏仆、不省人事(中脏腑)为主症的疾病。

因其发病骤然,变化迅速,与“风性善行而数变”的特点相似,故名中风,又称卒中。

西医病名:急性缺血性卒中和急性出血性卒中等。

二、文献记载

(1)《黄帝内经》中有如下内容:

①卒中昏迷——“仆击”“大厥”“薄厥”,半身不遂——“偏枯”“偏风”“身偏不用”“风痱”。

②《灵枢·刺节真邪》:“虚邪偏客于身半,其入深,内居营卫,营卫稍衰,则真气去,邪气独留,发为偏枯。”

③《素问·生气通天论》:“大怒则形气绝,而血菀于上,使人薄厥。”

④《素问·调经论》:“血之与气,并走于上,则为大厥,厥则暴死。气复返则生,不返则死。”

(2)东汉张仲景的《金匮要略·中风历节病脉证并治》中有如下内容:

①始有“中风”病名及专篇。

②认为“脉络空虚,贼邪不泻”为主要病因病机。

③按病情分为中络、中经、中腑、中脏。

(3)一般认为在唐宋以前,主要以“外风”学说为主,多从“内虚邪中”立论,治疗主要以疏风散邪、扶助正气为法。唐宋以后,多以"内风"立论。

(4)元朱丹溪的《丹溪心法》曰:"湿土生痰,痰生热,热生风也。"

(5)元王履的《医经溯洄集》中提出"真中风""类中风"的病名。

(6)明张景岳的《景岳全书》中提出"中风非风"说,认为中风乃"内伤积损"。

(7)明李中梓的《医宗必读》中首次将中风重证分为闭证和脱证。

(8)清叶天士始明确以"内风"立论,认为"精血衰耗,水不涵木……肝阳偏亢,内风时起"。

(9)清王清任以气虚血瘀立论,创立补阳还五汤治疗偏瘫。

(10)近代医家张伯龙、张山雷、张锡纯认为,本病因肝阳化风、气血上逆、直冲犯脑所致。

三、病因病机

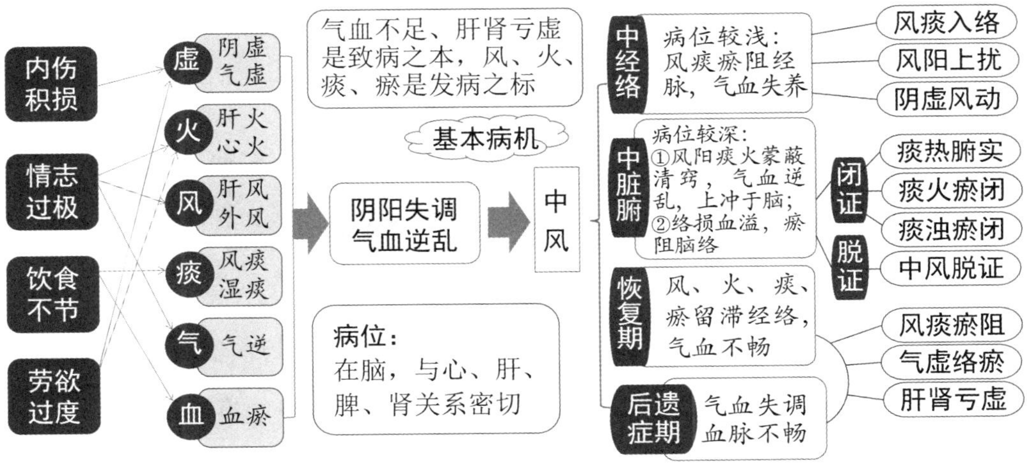

四、治则治法

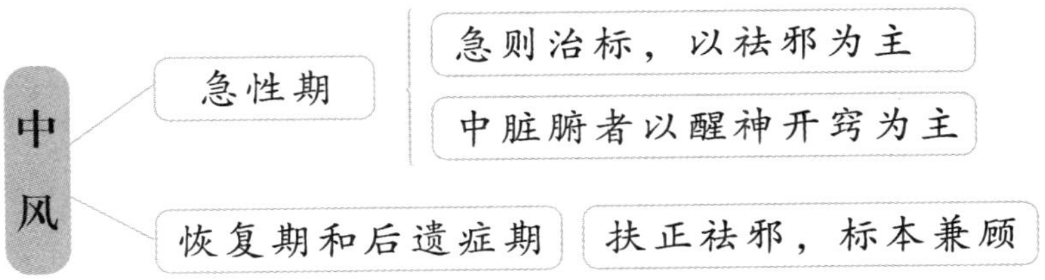

五、证治分类

（一）中经络

1 风痰入络

- 病名诊断 → 中经络表现
  - 半身不遂，口舌歪斜
  - 言语不利，或謇涩、不语
  - 肌肤不仁
- ＋
- 证型诊断 → 风痰症状
  - 平素头晕、目眩
  - 舌质暗淡
  - 苔白腻，脉弦滑

→ 息风化痰　活血通络

- 方剂用药：半夏白术天麻汤合桃仁红花煎
  - 半夏白术天麻汤：
    半夏白术天麻汤，苓橘姜枣甘草尝，
    化痰息风健脾湿，风痰上扰痰厥康。
  - 桃仁红花煎：
    桃仁、红花、生地、当归、赤芍、川芎、丹参、乳香、延胡索、香附、青皮。
- 辨证加减
  - •便秘，加大黄、黄芩、栀子清热通便，或合星蒌承气汤加减；
  - •烦躁不安，失眠，口干，加生地黄、沙参、夜交藤养阴安神；
  - •痰涎壅盛，口㖞不语，半身不遂——真方白丸子化痰通络。

2 风阳上扰

病名诊断 → 中经络表现
- 半身不遂，口舌歪斜
- 言语謇涩，或舌强不语
- 肌肤不仁

\+

证型诊断 → 肝阳症状
- 平素急躁易怒
- 头痛眩晕耳鸣
- 面红目赤，口苦咽干
- 舌质红或红绛
- 苔薄黄，脉弦有力

→ 清肝泻火　息风潜阳

方剂用药

天麻钩藤饮：

天麻钩藤决明膝，栀芩寄杜夜神益，

息风活血益肝肾，肝阳偏亢上扰宜。

辨证加减

- 头痛较重，加羚羊角、夏枯草清肝息风；
- 急躁易怒明显，加牡丹皮、生白芍清泻肝火；
- 便秘不通，加生大黄、玄参清热通便；
- 下肢重滞，加杜仲、桑寄生补益肝肾；
- 夹有痰浊，胸闷，恶心，苔腻，加胆南星、郁金。

3 阴虚风动

病名诊断 → 中经络表现：
- 半身不遂，口舌歪斜
- 一侧手足沉重麻木
- 舌强语謇

＋

证型诊断 → 虚风症状：
- 平素头晕头痛，耳鸣目眩
- 急躁易怒，少眠多梦
- 双目干涩，腰酸腿软
- 舌红绛或暗红，苔少或无
- 脉细弦或细弦数

→ 滋养肝肾　潜阳息风

方剂用药

镇肝息风汤：

镇肝息风潜阴功，牛膝甘草类中风，
代赭牡龙龟板芍，麦芽楝茵玄天冬。

辨证加减

- 痰盛——去龟甲，加胆南星、竹沥以清热化痰；
- 心烦失眠，加黄连、莲子心、栀子、首乌藤清热除烦；
- 头痛重，加石决明、珍珠母、夏枯草、川芎镇肝止痛，或地龙、全蝎以通窍活络。

（二）中脏腑

1.闭证

1 痰热腑实

- **病名诊断** → 中脏腑表现：
  - 突然半身不遂，口舌歪斜
  - 舌强语謇，肢体强急
  - 神志欠清或昏糊

＋

- **证型诊断** → 痰热瘀症状：
  - 平素头痛眩晕，心烦易怒
  - 痰多而黏，腹胀便秘
  - 舌质暗红，或有瘀点瘀斑
  - 苔黄腻，脉弦滑或弦涩

→ **通腑泄热　息风化痰**

- **方剂用药**

  桃仁承气汤：

  桃仁、大黄、芒硝、当归、芍药、牡丹皮。

- **辨证加减**
  - 头痛、眩晕严重者，加钩藤、菊花、珍珠母平肝降逆；
  - 烦躁不安，彻夜不眠，口干，舌红，加生地黄、沙参、夜交藤养阴安神。

2 痰火瘀闭

病名诊断（中脏腑表现）：
- 突然昏仆，不省人事
- 肢体强痉
- 牙关紧闭，两手握固

＋

证型诊断（痰火症状）：
- 口噤不开，大小便闭
- 面赤身热，躁扰不宁
- 气粗口臭
- 苔黄腻，脉弦滑而数

→ 息风清火　豁痰开窍

方剂用药

羚角钩藤汤，另服至宝丹或安宫牛黄丸：

羚角钩藤菊桑叶，地芍贝茹神甘合，
凉肝息风增液筋，肝热生风肝阳和。

辨证加减

- 痰热阻于气道，喉间痰鸣辘辘，服竹沥水、猴枣散以豁痰镇惊；
- 肝火旺盛，面红目赤，脉弦劲有力，加龙胆草、山栀、夏枯草、代赭石、磁石等清肝镇摄之品；
- 腑实热结，腹胀便秘，苔黄厚，加生大黄、桃仁、赤芍、元明粉、枳实；
- 痰热伤津，舌质干红，苔黄糙，加沙参、麦冬、石斛、生地黄。

3 痰浊瘀闭

病名诊断 → 中脏腑表现：
- 突然昏仆，不省人事
- 牙关紧闭，口噤不开
- 两手握固，肢体强痉

＋

证型诊断 → 痰浊症状：
- 痰涎壅盛，静卧不烦
- 面白唇暗，四肢不温
- 大小便闭
- 苔白腻，脉沉滑缓

→ 化痰息风　宣郁开窍

方剂用药

涤痰汤，另用苏合香丸宣郁开窍：

制半夏、制南星、橘红、茯苓、枳实、竹茹、石菖蒲、人参、生姜、大枣、甘草。

辨证加减

- 动风者，加天麻、钩藤以平息内风；
- 有化热之象者，加黄芩、黄连；
- 见戴阳证者，属病情恶化，急进参附汤、白通加猪胆汁汤救治。

2.脱证

1 中风脱证

- **病名诊断** → 中脏腑表现
  - 突然昏仆，不省人事
  - 肢体软瘫
- ＋
- **证型诊断** → 脱证症状
  - 目合口张，鼻鼾息微
  - 肢冷汗多，大小便遗
  - 舌质痿，脉细弱或脉微欲绝

→ **回阳救逆　益气固脱**

- **方剂用药** → 参附汤合生脉散
  - 参附汤：
    人参、炮附子、生姜。
  - 生脉散：
    生脉人参麦五味，益气生津敛汗最，
    温热暑热耗气阴，久咳伤肺气阴亏。
- **辨证加减**
  - 汗出不止，加炙黄芪、生龙骨、煅牡蛎益气收敛固涩；
  - 舌干，脉微，加玉竹、黄精以救阴护津；
  - 面赤足冷，虚烦不安，脉极弱或突然脉大无根，真阴亏损，阳无所附而出现虚阳上浮欲脱之证——地黄饮子，或参附注射液或生脉注射液静脉滴注。

（三）恢复后遗症期

1 风痰瘀阻

病名诊断

中风表现：
- 半身不遂，肢体麻木
- 舌强语謇或失语
- 口舌歪斜

＋

证型诊断

风痰症状：
- 舌质紫暗或有瘀斑
- 苔滑腻
- 脉弦滑或涩

→ 搜风化痰　行瘀通络

方剂用药

解语丹：

白附子、胆南星、石菖蒲、远志肉、天麻、全蝎、僵蚕、羌活、木香。

辨证加减

- 痰热偏盛者，加全瓜蒌、竹茹、川贝母清热化痰；
- 肝阳上亢，头晕头痛，面赤，舌质红，苔黄，脉弦劲有力，加钩藤、石决明、夏枯草平肝息风潜阳；
- 咽干口燥，加天花粉、天冬养阴润燥。

2 气虚络瘀

病名诊断 + **证型诊断** → **益气养血 化瘀通络**

- **病名诊断** → 中风表现：
  - 肢体偏枯不用
  - 肢软无力
- **证型诊断** → 虚瘀症状：
  - 肢软无力，面色萎黄
  - 舌质淡紫或有瘀斑
  - 苔薄白，脉细涩或细弱

方剂用药

补阳还五汤：

补阳还五芪归从，地龙桃红赤芍芎，
补气活血又通络，中风气虚血瘀通。

辨证加减

- 血虚甚者，加枸杞子、首乌藤以补血；
- 肢冷，阳失温煦，加桂枝温经通脉；
- 腰膝酸软，加续断、桑寄生、杜仲以壮筋骨，强腰膝。

3 肝肾亏虚

病名诊断

中风表现：
- 半身不遂
- 患肢僵硬拘挛变形、舌强不语
- 或偏瘫，肢体肌肉萎缩

＋

证型诊断

亏虚症状：
- 患肢僵硬拘挛变形
- 或肢体肌肉萎缩
- 舌质红，脉细
- 或舌质淡红，脉沉细

→ 滋养肝肾

方剂用药

左归丸合地黄饮子

左归丸：
左归熟地山药萸，鹿角龟板枸菟牛，
滋阴补肾填精髓，真阴不足蜜丸优。

地黄饮子：
地黄饮中阴阳补，肉苁巴戟山茱萸，
志茯菖蒲薄姜枣，附子肉桂麦味斛。

辨证加减

- 腰酸腿软较甚，加杜仲、桑寄生、牛膝补肾壮腰；
- 肾阳虚，加巴戟天、肉苁蓉补肾益精，加附子、肉桂引火归原；
- 夹有痰浊，加石菖蒲、远志、茯苓化痰开窍。

六、研究报道

（1）有研究纳入200首有效方剂，共涉及246味药物，应用频次前10位的药物依次是石菖蒲、地龙、川芎、赤芍、丹参、黄芪、当归、桃仁、甘草、钩藤。活血化瘀药使用频次最高，占20.01%；其次是补虚药（18.07%）、息风药（16.14%）、清热药（12.03%）等。

资料来源：陈鑫垚.基于数据挖掘技术探讨国医大师治疗中风病药物剂量及配伍研究[D].成都：成都中医药大学，2023.

（2）补阳还五汤可以在一定程度上调节脑梗死恢复期气虚血瘀证患者的代谢水平，通过调节体内脂肪酸代谢和磷脂代谢来改善脑梗死恢复期的症状。

资料来源：冉超.基于代谢组学研究补阳还五汤治疗脑梗死恢复期患者的作用机制[D].北京：北京中医药大学，2020.

（3）中风醒脑颗粒联合西医常规治疗在促进血肿吸收方面优于单纯西医常规治疗，且未增加药物相关不良反应风险。

资料来源：刘磊.中风醒脑颗粒治疗脑出血的临床疗效评价及抗炎机制研究[D].成都：成都中医药大学，2021.

第四章
脾胃系病证

第一节　胃　痛

一、概述

胃痛，又称胃脘痛，是以胃脘部近心窝处疼痛（胃脘疼痛、胀痛、冷痛、灼痛、刺痛、隐痛等）为主症的疾病。

西医病名：急性胃炎、慢性胃炎、功能性消化不良、胃及十二指肠溃疡等。

二、文献记载

（1）《灵枢·邪气脏腑病形》："胃病者，腹䐜胀，胃脘当心而痛，上支两胁，膈咽不通，食饮不下，取之三里也。"

（2）东汉张仲景将胃脘部称为"心下"。

（3）至唐代，医家尚把胃脘痛与心痛相混；宋代之后开始有医家对胃痛与心痛混谈提出质疑。

（4）金李东垣《兰室秘藏》中首立"胃脘痛"一门，证候、病因、病机和治法明确区分于心痛，使胃痛成为独立病证。

（5）明清时期，心痛与胃痛的鉴别要点得以明确，治法逐渐完善。

（6）明虞抟在《医学正传》中说：“古方九种心痛……详其所由，皆在胃脘，而实不在于心也。”

（7）清高世栻的《医学真传》中，广义理解和运用“通”法，认为行气、活血、补益等法皆属通法范畴。

（8）清叶天士倡导“初病在经，久痛入络”的病机特点，治疗方面强调“通字须究气血阴阳，便是看诊要旨”。

三、病因病机

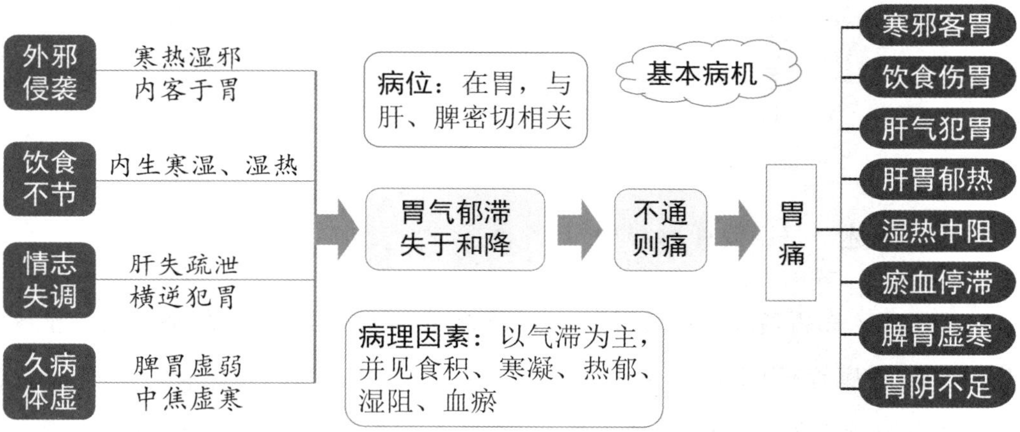

四、治则治法

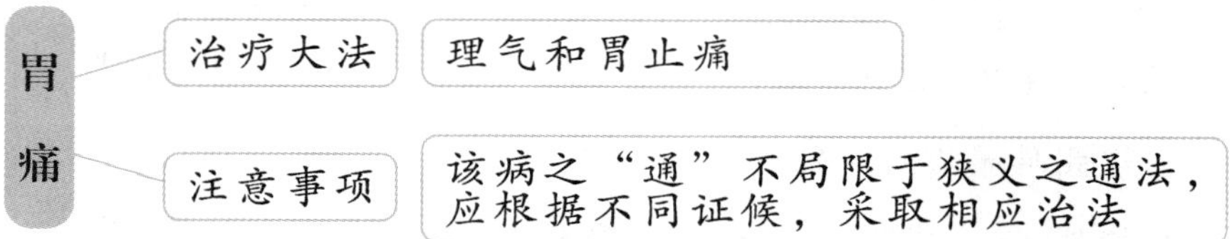

五、证治分类

1 寒邪客胃

病名诊断 → 胃痛表现：胃痛暴作

＋

证型诊断 → 实寒症状：

- 拘急冷痛，恶寒喜暖
- 得温痛减，遇寒加重
- 口不渴，喜热饮
- 有感寒或食冷病史
- 苔薄白，脉弦紧

→ 温胃散寒 理气止痛

方剂用药

良附丸：

高良姜、香附。

辨证加减

- 寒邪较著，加荜茇、川椒、肉桂；
- 恶寒、头痛等风寒表证，加苏叶、桂枝；
- 寒邪郁久化热，寒热错杂——半夏泻心汤加减。

2 饮食伤胃

病名诊断 → 胃痛表现

- 胃脘疼痛
- 胀满拒按

\+

证型诊断 → 食积症状

- 嗳腐吞酸，或呕吐不消化食物
- 其味腐臭，吐后痛减
- 不思饮食，大便不爽
- 得矢气及便后稍舒
- 有暴饮暴食病史
- 苔厚腻，脉滑

→ 消食导滞　和中止痛

方剂用药

保和丸：

保和山楂菔神曲，半夏陈皮苓翘伍，
消食化滞理气胃，食积胃脘胀满除。

辨证加减

- 脘腹胀甚，加枳实、木香、槟榔；
- 食积化热，嗳腐酸臭，加黄连、栀子；
- 胃脘胀痛而便秘——合小承气汤；
- 食积化热成燥，胃痛急剧而拒按，苔黄燥，便秘——合大承气汤。

3 肝气犯胃

- **病名诊断** → 胃痛表现
  - 胃脘胀痛
  - 或攻撑窜动，牵引背胁
- ＋
- **证型诊断** → 气郁症状
  - 情绪波动诱发或加重
  - 嗳气、矢气则痛舒
  - 胸闷叹息
  - 大便不畅
  - 苔薄白，脉弦

→ **疏肝理气　和胃止痛**

- **方剂用药**

  柴胡疏肝散：

  柴胡疏肝香附芎，枳壳陈皮芍草从，

  疏肝解郁行气痛，肝郁气滞胁痛功。

- **辨证加减**
  - 肝胃气滞突出，胃痛或伴胁痛，加川楝子、延胡索；
  - 嗳气较频，加半夏、旋覆花、代赭石和胃降逆；
  - 泛酸，加乌贼骨、川贝母、煅瓦楞子，或加左金丸。

4 肝胃郁热

病名诊断 → 胃痛表现：胃脘灼痛

＋

证型诊断 → 气郁化热：
- 烦躁易怒，烦热不安
- 胁胀不舒
- 泛酸嘈杂，口干口苦
- 舌质红，苔黄，脉弦数

→ 疏肝泻热 和胃止痛

方剂用药

化肝煎：

青皮、陈皮、白芍、牡丹皮、栀子、泽泻、贝母。

辨证加减

- 胸胁胀满，烦躁易怒甚，加柴胡、香附、川芎等疏肝理气；
- 口苦、口干，加柴胡、黄芩、玉竹、麦冬解郁清热，养阴生津；
- 胃热壅盛，胃脘灼痛，痞满，大便不畅——大黄黄连泻心汤。

5 湿热中阻

病名诊断 → 胃痛表现：胃脘灼痛

＋

证型诊断 → 湿热症状：
胃脘灼痛，吐酸嘈杂
脘痞腹胀，纳呆恶心
口渴不欲饮水
小便黄，大便不畅
舌质红，苔黄腻，脉滑数

→ **清化热湿　理气和胃**

方剂用药

清中汤：
半夏、陈皮、茯苓、草豆蔻、黄连、栀子、甘草。

辨证加减

- 湿偏重，加苍术、藿香；
- 热偏重，加蒲公英、黄芩、连翘；
- 伴恶心呕吐，加竹茹、苏叶和胃降逆；
- 大便秘结不通，加大黄（后下）通腑；
- 气滞腹胀，加厚朴、枳实；
- 湿热蕴结成毒，胃脘灼痛，脘腹痞满，舌红苔黄——仙方活命饮。

6 瘀血停滞

病名诊断 → 胃痛表现：胃脘刺痛

＋

证型诊断 → 瘀血症状：
- 胃脘刺痛，痛有定处
- 按之痛甚，疼痛延久屡发
- 食后加剧，入夜尤甚
- 甚或出现黑便或呕血
- 舌质紫暗或瘀斑，脉涩

→ 化瘀通络 理气和胃

方剂用药 → 失笑散合丹参饮

失笑散：

失笑灵脂蒲黄从，等量为散酽醋冲，
活血祛瘀散结痛，瘀血停滞心腹痛。

丹参饮：

丹参、砂仁、檀香。

辨证加减

- 胃痛甚，加延胡索、郁金、九香虫、木香、枳壳行气活血止痛；
- 见呕血及黑便等出血现象——以止血为先，去檀香、砂仁，加大黄、茜草根、三七粉（冲服）。

7 脾胃虚寒

病名诊断 → 胃痛表现：胃脘隐痛，绵绵不休

＋

证型诊断 → 阳虚症状：
- 空腹痛甚，得食则缓
- 喜温喜按，泛吐清水
- 劳累或受凉后发作或加重
- 食少纳呆，大便溏薄
- 神疲倦怠，四肢不温
- 舌淡，苔白，脉虚缓无力

→ 温中健脾 和胃止痛

方剂用药

黄芪建中汤：

小建中汤饴糖好，桂芍姜枣炙甘草，

温中补虚和里急，中焦虚寒肝脾调。

辨证加减

- 泛吐酸水，加吴茱萸、煅瓦楞子制酸止痛；
- 泛吐清水较多，或胃中有振水音，加干姜、半夏、陈皮、茯苓，或配用苓桂术甘汤通阳化饮；
- 寒胜痛甚，呕吐肢冷——合理中丸，或用大建中汤；
- 脾胃虚寒，胃痛，食欲不振，恶心呕吐——香砂六君子汤。

8 胃阴不足

病名诊断（胃痛表现）：胃脘隐隐灼痛

＋

证型诊断（阴虚症状）：
嘈杂似饥，或似饥而不欲食
口干咽燥，大便干结
舌红少津，或光剥无苔，脉弦细无力

→ 养阴益胃　和中止痛

方剂用药

益胃汤：
益胃养阴胃阴伤，麦地玉竹北沙糖。

辨证加减

- 胃酸明显减少，加乌梅、诃子肉、鸡内金等；
- 胃痛甚——合芍药甘草汤缓急止痛；
- 胃脘胀痛较剧，兼有气滞，加厚朴花、川楝子、延胡索；
- 热结便秘，加火麻仁、瓜蒌仁、蒲公英；
- 气阴两虚，倦怠乏力，不思饮食，加太子参、山药；
- 胃痛反复发作，缠绵难愈，阴虚毒蕴，加连翘、浙贝母、莪术、薏苡仁、半枝莲、白花蛇舌草。

六、研究报道

(1)四逆散、丹参饮、百合汤三方合用能有效缓解胃痛、泛酸、嗳气等临床症状,促进溃疡愈合及胃黏膜充血、水肿、炎细胞浸润的修复。

资料来源:侯胜开,孟玉.四逆散、丹参饮、百合汤合剂治疗胃脘痛181例临床观察[J].中国医药科学,2015,5(5):66-68+71.

(2)七方胃痛中药制剂可用于治疗消化性溃疡、慢性胃炎、功能性消化不良等多种消化系统疾病。其作用机制包括减轻炎性因子对胃黏膜的损伤、提高幽门螺杆菌的清除率、调节胃肠运动并促进胃排空、增加防御能力、调节免疫、防治胃癌等。

资料来源:申秋艳,罗伟生,陈国忠,等.七方胃痛中药制剂治疗消化系统疾病的机制及对溃疡愈合质量的影响[J].广西医学,2020,42(9):1146-1149.

(3)有研究纳入474首处方、318味中药,使用频次≥40次的药物有28味,以甘草、干姜、肉桂、木香、陈皮等温中散寒、行气止痛药物为主,演化出白术-茯苓-人参-枳实-黄连-半夏、木香-沉香-槟榔-青皮-三棱等8个核心组合。

资料来源:伍建新,甘海苹,吴红彦,等.基于数据挖掘的胃脘痛用药规律研究[J].亚太传统医药,2017,13(9):154-156.

第二节　胃　痞

一、概述

胃痞是以自觉心下痞塞，触之无形，按之柔软，压之无痛为主症的疾病，又称痞满。

本病一般以自觉脘腹痞塞胀满，触之无形，按之柔软，压之无痛为特点。

西医病名：急性胃炎、慢性胃炎、功能性消化不良等以心下痞塞为主症的疾病。

二、文献记载

(1)《黄帝内经》中首见痞满病名。

(2)东汉张仲景的《伤寒论》中论述了痞满的临床特点，创立诸泻心汤治疗不同类型的胃痞。

(3)隋巢元方的《诸病源候论》中曰："诸痞者，荣卫不和，阴阳隔绝，脏腑痞塞而不宣通，故谓之痞。"

(4)金李东垣倡导脾胃内伤之说。

(5)明张景岳的《景岳全书》中提到虚实辨证，即"凡有邪有滞而痞者，实痞也；无物无滞而痞者，虚痞也。有胀有痛而满者，实满也；无胀无痛而满者，虚满也。实痞实满者，可散可消；虚痞虚满者，非大加温补不可"。

(6)清林珮琴的《类证治裁》将伤寒之痞和杂病之痞明确区分，对杂病之痞进行了系统论述。

三、病因病机

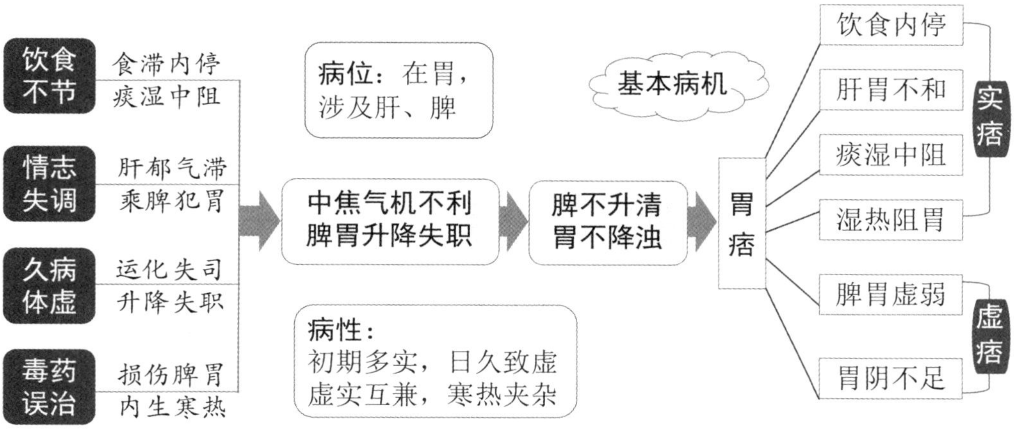
饮食不节
食滞内停
痰湿中阻
情志失调
肝郁气滞
乘脾犯胃
久病体虚
运化失司
升降失职
毒药误治
损伤脾胃
内生寒热
病位：在胃，涉及肝、脾
中焦气机不利
脾胃升降失职
病性：
初期多实，日久致虚
虚实互兼，寒热夹杂
基本病机
脾不升清
胃不降浊
胃痞
饮食内停
肝胃不和
痰湿中阻
湿热阻胃
实痞
脾胃虚弱
胃阴不足
虚痞

四、治则治法

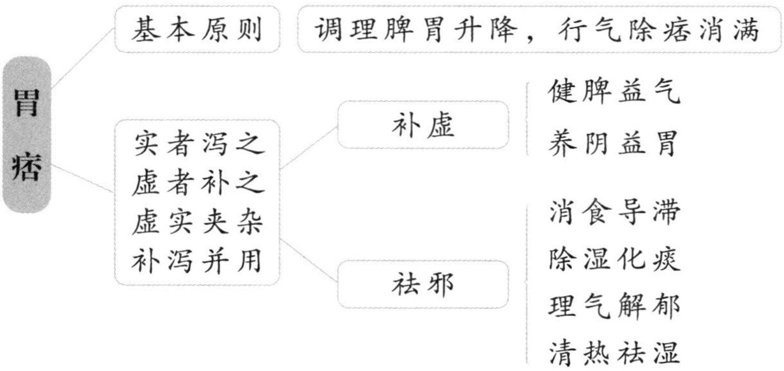
胃痞
基本原则
调理脾胃升降，行气除痞消满
实者泻之
虚者补之
虚实夹杂
补泻并用
补虚
健脾益气
养阴益胃
祛邪
消食导滞
除湿化痰
理气解郁
清热祛湿

五、证治分类

(一)实痞

1 饮食内停

- **病名诊断** → 痞满表现：脘腹满闷而胀
- **+**
- **证型诊断** → 食积症状：进食尤甚，嗳腐吞酸，厌食呕吐或大便不调，矢气频作，臭如败卵苔厚腻，脉滑

→ **消食和胃 行气消痞**

- **方剂用药**
  保和丸：
  保和山楂菔神曲，半夏陈皮苓翘伍，
  消食化滞理气胃，食积胃脘胀满除。
- **辨证加减**
  - 食积较重，食欲减退，加鸡内金、谷芽、麦芽消食开胃；
  - 胀满明显，加枳实、厚朴、大腹皮理气导滞；
  - 食积化热，大便秘结，加大黄、槟榔，或用枳实导滞丸消食导滞；
  - 脾虚便溏，加白术、扁豆，或用枳实消痞丸。

2 肝胃不和

病名诊断 → 痞满表现：脘腹痞闷不舒

＋

证型诊断 → 气郁症状：
- 胸胁胀满，心烦易怒
- 善太息，呕恶嗳气
- 或吐苦水，大便不爽
- 舌淡红，苔薄白，脉弦

→ 疏肝解郁　和胃消痞

方剂用药 → 越鞠丸合枳术丸

越鞠丸：

行气解郁越鞠功，香附栀苍神曲芎，
气血痰火湿食郁，随证易君加减用。

枳术丸：

枳术丸用荷叶裹，烧饭为丸白汤服，
健脾消痞痞满除，脾虚气滞饮食聚。

辨证加减

- 胀满较甚，加柴胡、大腹皮、青皮，或用五磨饮子；
- 心烦不寐，加合欢皮、郁金、酸枣仁；
- 郁而化火，嘈杂反酸——合左金丸；
- 痞满日久不愈，舌暗脉涩，加丹参、莪术、三棱；
- 心下痞，胸胁苦满，心烦喜呕，口苦，咽干——小柴胡汤加减。

3 痰湿中阻

病名诊断 → 痞满表现：脘腹痞塞不舒

+

证型诊断 → 痰湿症状：
- 胸膈满闷
- 身重困倦，头昏纳呆
- 嗳气呕恶，口淡不渴
- 苔白厚腻，脉沉滑

→ 除湿化痰 理气和中

方剂用药 → 平胃散合二陈汤

平胃散：

平胃散中用苍术，厚朴陈草姜枣服，
燥湿运脾行气胃，湿滞脾胃胀满除。

二陈汤：

二陈半夏橘红好，姜苓乌梅炙甘草，
燥湿化痰理气中，湿痰为患用之效。

辨证加减

- 痰湿盛而满闷，加紫苏梗、桔梗、藿香；
- 痰阻气逆，心下痞硬，嗳气不止，加旋覆花、代赭石，或用旋覆代赭汤；
- 渴不欲饮，水入即吐——合五苓散；
- 痰湿郁久化热而口苦、苔黄——黄连温胆汤；
- 脾胃虚弱，加党参、白术、砂仁。

4 湿热阻胃

病名诊断 → 痞满表现

脘腹胀闷不舒

＋

证型诊断 → 湿热症状

灼热嘈杂，恶心呕吐

口干不欲饮，口苦，纳少

大便干结或黏滞不畅

舌质红，苔黄腻，脉滑数

→ 清热化湿 和胃消痞

方剂用药 → 泻心汤合连朴饮

泻心汤：

大黄、黄芩、黄连。

连朴饮：

连朴饮中芦根只，半夏菖蒲豉焦栀，

清热化湿理气中，湿热霍乱吐泻止。

辨证加减

- 胃中灼热、嘈杂明显，加蒲公英、连翘、瓦楞子清热和胃；
- 恶心呕吐明显，加竹茹、白蔻仁、生姜和胃降逆；
- 大便黏滞不畅，加蚕砂、皂角子、泽泻化湿和胃；
- 津液受伤明显，口干舌燥，加天花粉、沙参养阴生津；
- 寒热错杂，心下痞，呕利肠鸣——半夏泻心汤。

（二）虚痞

1 脾胃虚弱

- **病名诊断** → 痞满表现：脘腹满闷
- ＋
- **证型诊断** → 气虚症状：
  - 时轻时重，喜温喜按
  - 纳呆便溏，神疲乏力
  - 少气懒言，语声低微
  - 舌质淡，苔薄白，脉细弱

→ **补气健脾 升清降浊**

- **方剂用药**

  补中益气汤：

  补中益气举阳陷，气虚发热脾气陷，
  黄芪人参炙甘草，白术归陈升柴煎。

- **辨证加减**
  - 胀闷较重，加枳壳、木香、厚朴理气消痞；
  - 纳呆厌食，加砂仁、神曲行气消食；
  - 心下坚，大如盘，加大剂枳实，或合枳术丸散结消痞；
  - 阳虚明显，痞满夜甚，遇寒加重，四肢不温，加制附子、干姜，或合理中丸；
  - 舌苔厚腻，湿浊内蕴，加半夏、茯苓，或用香砂六君子汤。

2 胃阴不足

病名诊断 → 痞满表现：
- 脘腹痞闷
- 嘈杂不舒

+

证型诊断 → 阴虚症状：
- 饥不欲食，恶心嗳气
- 口燥咽干，大便秘结
- 舌红，苔少，脉细数

→ 养阴益胃　调中消痞

方剂用药

益胃汤：

益胃养阴胃阴伤，麦地玉竹北沙糖。

辨证加减

- 阴虚较重，火旺嘈杂，加石斛、花粉、百合；
- 食欲不振，加山楂、谷芽、麦芽；
- 胀满明显，加佛手、枳壳、厚朴花；
- 便秘，加火麻仁、玄参润肠通便；
- 神疲乏力，气短懒言，加太子参、莲子、黄精益气养阴。

六、研究报道

(1)徐立军擅长运用半夏泻心汤加减来医治胃痞，以补气健脾为本，调畅气机为要，佐以调肝理气，标本兼顾，寒热并调，临床疗效颇佳。

资料来源：张肖萱，徐立军. 徐立军以半夏泻心汤加减治疗胃痞经验[J]. 中医药临床杂志，2022，34(10)：1854-1858.

(2)李应存使用当归、艾叶、诃子，高良姜、豆蔻子、桂心，木瓜、桑叶、大枣，橘皮、桔梗、生姜等角药组合治疗胃痞病独具匠心。

资料来源：叶红，李鑫浩，李俊珂，等. 李应存教授治疗胃痞病常用"敦煌角药"拾粹[J]. 实用中医内科杂志，2020，34(3)：51-55.

(3)中药治疗功能性消化不良的全面性、灵活性、有效性、安全性、预后性和预防性优势更为明显，有临床推广、应用、传播的现实价值。

资料来源：王佳乐，何玉卓，郑彩华. 中药治疗功能性消化不良研究进展[J]. 光明中医，2025，40(5)：1041-1044.

第三节 呕 吐

一、概述

呕吐是以胃内容物由口中吐出为主症的疾病。

有声有物——“呕”。

有物无声——“吐”。

有声无物——“干呕”。

临床呕与吐常兼见，难以截然分开，故合称为“呕吐”。

西医病名：急慢性胃炎、幽门梗阻、肠梗阻、急性胰腺炎、尿毒症、颅脑疾病等以呕吐为主要临床表现的疾病。

二、文献记载

(1)《黄帝内经》中提到，外邪、火热、食滞及肝胆气逆犯胃等均可导致呕吐。

(2)东汉张仲景的《金匮要略》中有“呕吐哕下利病脉证并治”专篇，根据不同病因、症状立法遣方。

(3)唐孙思邈的《备急千金要方》曰：“凡呕者多食生姜，此是呕家圣药。”

(4)元朱丹溪的《丹溪心法》中形成了辨证与辨病相结合治疗呕吐的雏形。

(5)明张景岳的《景岳全书》将呕吐分为虚实两大类。

(6)清叶天士的《临证指南医案》提出以“泄肝安胃”为治疗纲领，用药方面强调“以苦辛为主，以酸佐之”。

三、病因病机

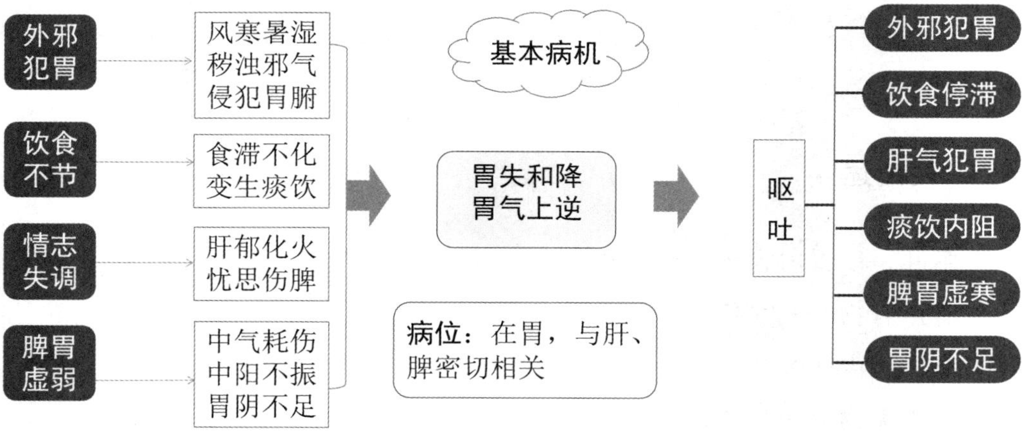
外邪犯胃
风寒暑湿
秽浊邪气
侵犯胃腑
饮食不节
食滞不化
变生痰饮
情志失调
肝郁化火
忧思伤脾
脾胃虚弱
中气耗伤
中阳不振
胃阴不足
基本病机
胃失和降
胃气上逆
病位：在胃，与肝、脾密切相关
呕吐
外邪犯胃
饮食停滞
肝气犯胃
痰饮内阻
脾胃虚寒
胃阴不足

四、治则治法

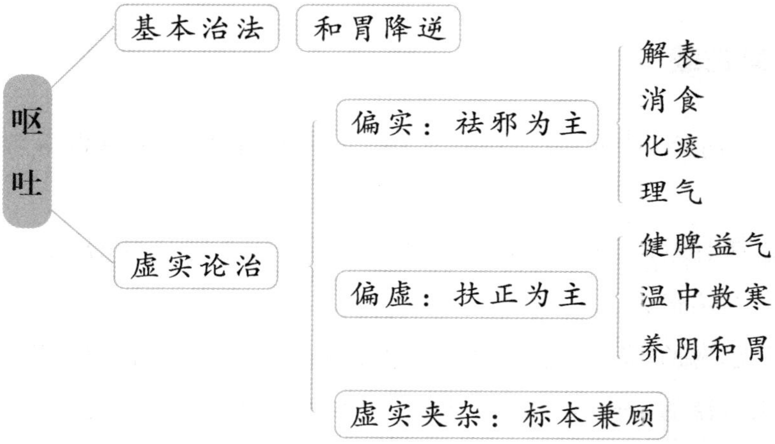
呕吐
基本治法
和胃降逆
虚实论治
偏实：祛邪为主
解表
消食
化痰
理气
偏虚：扶正为主
健脾益气
温中散寒
养阴和胃
虚实夹杂：标本兼顾

五、证治分类

1 外邪犯胃

病名诊断 → 呕吐表现：突然呕吐；频频泛恶

＋

证型诊断 → 湿浊＋表证：胸脘满闷，或心中懊侬；伴恶寒发热，头身疼痛；舌苔白腻，脉濡

→ 疏邪解表　化浊和中

方剂用药

藿香正气散：

藿香正气山瘴疟，解表化湿理气绝，
夏陈术茯炙甘草，朴腹苏芷姜枣桔。

辨证加减

- 表邪偏重，加荆芥、防风之类以祛风解表；
- 宿食积滞，脘胀嗳腐，加神曲、鸡内金、莱菔子以消导积滞；
- 气机阻滞，脘闷腹胀，加木香、枳壳行气消胀；
- 感受暑湿，身热心烦——去苏叶、生姜，加黄连、香薷、荷叶清暑化湿；
- 秽浊犯胃，胸脘痞闷，舌苔白腻，加玉枢丹。

2 饮食停滞

病名诊断

呕吐表现：呕吐酸腐；量多

＋

证型诊断

食积症状：
呕吐酸腐或吐出未消化食物
嗳气厌食，脘腹胀满
大便秽臭，或秘结或溏泻
舌苔厚腻，脉滑实有力

→ 消食化滞　和胃降逆

方剂用药

保和丸：

保和山楂菔神曲，半夏陈皮苓翘伍，
消食化滞理气胃，食积胃脘胀满除。

辨证加减

- 伤于肉食而吐——重用山楂；
- 伤于米食而吐，加谷芽；
- 伤于面食而吐——重用莱菔子，加麦芽；
- 伤于豆制品而吐，加生萝卜汁；
- 酒积——重用神曲，加蔻仁、枳椇子、葛花；
- 鱼蟹积者，加苏叶、生姜；
- 食物中毒呕吐——邪在上脘，用烧盐方探吐，防止毒物被吸收；
- 食滞在肠，腹胀拒按或便秘，加小承气汤导滞通腑；
- 胃中积热上冲，食已即吐，口臭而渴，苔黄脉数，加黄芩、黄连清胃泻热，或用大黄甘草汤合橘皮竹茹汤。

3 肝气犯胃

病名诊断 → 呕吐表现
- 呕吐吞酸
- 或干呕泛恶

＋

证型诊断 → 气郁症状
- 脘胁胀痛，烦闷不舒
- 嗳气频频
- 每遇情志失调诱发或加重
- 舌边红，苔薄腻或微黄，脉弦

→ 疏肝和胃　降逆止呕

方剂用药 → 半夏厚朴汤合左金丸

半夏厚朴汤：

半夏厚朴君臣伍，姜茯苏叶水煎服，
行气散结降逆痰，痰气郁结梅核除。

左金丸：

左金连吴肝犯胃，清泻肝火逆呕退。

辨证加减

- 肝郁化热，心烦口渴，加竹茹、黄芩、芦根；
- 口苦嘈杂，大便秘结，加大黄、枳实通腑降浊；
- 口燥咽干，胃中灼热——去厚朴、紫苏等香燥药，加北沙参、麦冬、石斛养阴和胃；
- 呕吐日久，诸药无效，胸胁刺痛，舌有瘀斑，加桃仁、红花活血化瘀；
- 呕吐苦水甚或黄绿水，属“胆呕”，多由胆热犯胃所致——黄连温胆汤合左金丸加黄芩、连翘、代赭石等。

4 痰饮内阻

病名诊断 → 呕吐表现：呕吐清水痰涎

＋

证型诊断 → 痰饮症状：
- 胃部如囊裹水
- 脘痞满闷，纳谷不佳
- 头眩，心悸，或逐渐消瘦
- 舌苔白滑或腻，脉沉弦滑

→ 温化痰饮　和胃降逆

方剂用药 → 小半夏汤合苓桂术甘汤

小半夏汤：
　　半夏、生姜。

苓桂术甘汤：
　　苓桂术甘便当利，胸胁支满目眩悸，
　　温阳化饮健脾水，中阳不足痰饮施。

辨证加减

- 湿阻中焦，气机不利，脘痞胀满，苔厚，加苍术、厚朴、枳实；
- 脘闷不食，加白蔻仁、砂仁化浊开胃；
- 胸膈烦闷，口苦，心烦不寐，舌苔黄腻，痰郁化热——黄连温胆汤加减，清热化痰，和胃止呕。

5 脾胃虚寒

病名诊断 → 呕吐表现：饮食稍多即易呕吐

\+

证型诊断 → 阳虚症状：
时发时止，食入难化
胸脘痞闷，不思饮食
面色㿠白，倦怠乏力，四肢不温
口干不欲饮，大便溏薄
舌质淡，脉濡弱

→ 温中健脾　和胃降逆

方剂用药

理中汤：

理中干姜参术草，温中祛寒健脾好，
脾胃虚寒阳虚血，胸痹慢惊涎唾消。

辨证加减

- 胃虚气逆，呕恶频繁，嗳气频作，中脘痞硬，加代赭石、旋覆花、枳壳；
- 阳虚水饮内停，呕吐清水，胃脘冷胀，四肢清冷，加附子、川椒、桂枝等。

6 胃阴不足

- **病名诊断** → 呕吐表现
  - 呕吐反复发作
  - 或时作干呕
- \+
- **证型诊断** → 阴虚症状
  - 恶心
  - 似饥不欲食，胃脘嘈杂
  - 口干咽燥
  - 舌红少津，苔少，脉多细数

→ **滋养胃阴 降逆止呕**

- **方剂用药**

  麦门冬汤：

  麦门半夏七一煎，人参粳米大枣甘，

  滋养肺胃降逆气，虚热肺痿胃阴安。

- **辨证加减**
  - 呕吐甚，加竹茹、橘皮、枇杷叶和降胃气；
  - 津伤重，大便燥结，舌红无苔，加生地黄、天花粉、火麻仁、白蜜等生津养胃，润燥通腑。

六、研究报道

(1)具有止呕作用的中药如半夏、生姜、连翘、旋覆花等可针对 5-HT 和 P 物质(SP)等神经递质，通过阻断 5-HT_3 受体和 NK_1 受体从而对化疗性恶心呕吐(CINV)发挥止呕作用。同时，它们多通过激活 NF-κB 通路，降低其介导的 TNF-α、IL-1β、IL-6 等炎性因子含量，抑制 COX-2 的活性和 PGE_2 的释放与合成，抑制 SP、5-HT 等炎症介质的释放，降低氧化应激损伤，从而发挥抗炎作用。

资料来源：张恬，聂克. 止呕中药防治化疗性恶心呕吐与其抗炎作用研究[J]. 山东中医杂志，2018，37(7)：611-614.

(2)藿香正气散加减结合西医常规疗法治疗儿童寒湿型急性诺如病毒胃肠炎，能够有效改善患儿的临床症状，降低其血清炎性因子水平。

资料来源：叶青艳，赵鋆，沈健，等. 藿香正气散加减治疗儿童寒湿型急性诺如病毒胃肠炎的临床疗效观察[J]. 上海中医药大学学报，2022，36(S1)：68-71.

(3)香砂六君子汤加减联合穴位贴敷可有效缓解患者恶心和呕吐症状，明显改善中医证候积分，缩短病程和降低复发率，且安全性高，不良反应少。

资料来源：晏燕芳. 香砂六君子汤加减联合穴位贴敷治疗脾胃虚弱型妊娠剧吐的临床观察[D]. 南昌：江西中医药大学，2024.

(4)根据肿瘤患者治疗期间存在的状况来采取合理的管理对策，尤其是应用中药抗化疗干预，可有助于避免患者治疗期间呕吐的发生，减轻患者痛苦，提高患者满意度。

资料来源：陈伟卫，杨玉佩，严苏雪. 中药抗化疗呕吐现状与对策管理研究[J]. 中医药管理杂志，2018，26(19)：117-118.

第四节 泄 泻

一、概述

泄泻是指以排便次数增多、粪便稀溏甚至泻出如水样为主症的疾病。

泄——大便溏薄而势缓者。

泻——大便清稀如水而势急者。

西医病名：急慢性肠炎、消化不良、肠易激综合征、功能性腹泻。

二、文献记载

(1)《黄帝内经》中载有“鹜溏”“飧泄”“注下”等病名。

(2)《难经·五十七难》将泻分为五种，其中胃泄、脾泄、大肠泄属泄泻，而小肠泄、大瘕泄属痢疾。

(3)东汉张仲景将泄泻与痢疾统称为“下利”。

(4)宋陈无择的《三因极一病证方论·泄泻叙论》中提到，情志失调可引起泄泻。

(5)金李东垣提出益气升阳、祛风除湿诸法。

(6)元朱丹溪论述了“痛泄”(腹痛即泻，泻后痛减)的病机是肝木克脾。

(7)明张景岳的《景岳全书·泄泻》中提出分利之法。

(8)明李中梓的《医宗必读·泄泻》中提出治泻九法——淡渗、升提、清凉、疏利、甘缓、酸收、燥脾、温肾、固涩。

(9)清叶天士的《临证指南医案·泄泻》中提到，以甘养胃、以酸制肝——泄木安土。

(10)清王清任的《医林改错》中提到，久泻从瘀论治。

三、病因病机

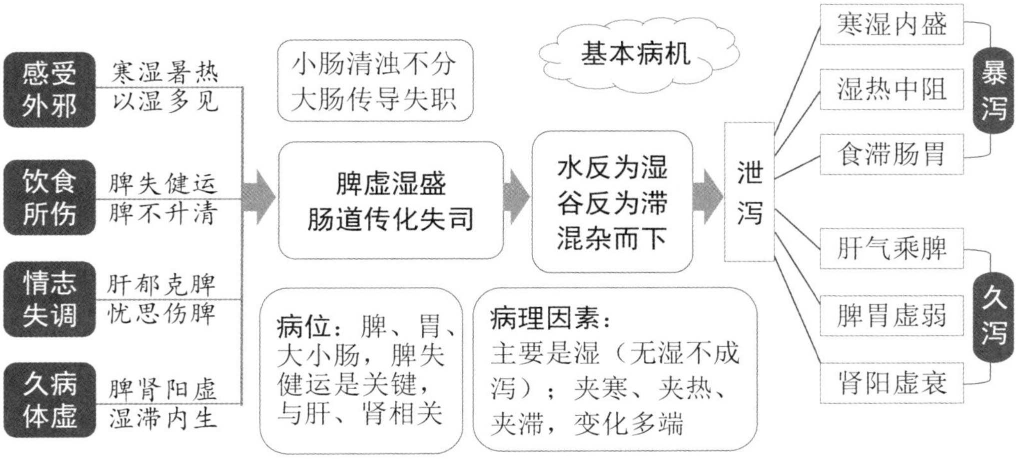

四、治则治法

(1)治疗原则——运脾化湿。

(2)急性暴泻——着重化湿,结合健运脾胃:

温化寒湿、清化湿热、清暑祛湿。

(3)慢性久泻——以健运脾气为要,佐以化湿利湿:

夹有肝郁——配合抑肝扶脾。

肾阳虚衰——补火暖土。

虚实夹杂——标本兼顾。

寒热错杂——寒热并用。

五、证治分类

（一）暴泻

1 寒湿内盛

- 病名诊断 → 泄泻表现
  - 泄泻清稀
  - 甚则如水样
- ＋
- 证型诊断 → 寒湿症状
  - 脘闷食少，腹痛肠鸣
  - 或兼恶寒发热，头痛，肢体酸痛
  - 苔白或白腻，脉濡缓
- ➡ 芳香化湿 疏表散寒
- 方剂用药
  - 藿香正气散：
    藿香正气山瘴疟，解表化湿理气绝，
    夏陈术茯炙甘草，朴腹苏芷姜枣桔。
- 辨证加减
  - •表邪较重，周身困重而骨节酸楚，加荆芥、防风，或用荆防败毒散；
  - •湿邪偏重，胸闷腹胀，肢体倦怠，苔白腻——用胃苓汤健脾燥湿，淡渗分利。

2 湿热中阻

病名诊断 → 泄泻表现：
- 泄泻腹痛
- 泻下急迫
- 或泻而不爽

＋

证型诊断 → 湿热症状：
- 泻下急迫，泻而不爽
- 粪色黄褐臭秽，肛门灼热
- 烦热口渴，小便短赤
- 舌质红，苔黄腻，脉滑数或濡数

→ 清热利湿　分消止泻

方剂用药

葛根芩连汤：

葛根黄芩黄连汤，先煮葛根炙草尝，
解表清里协热利，表证未解入里良。

辨证加减

- 湿重于热，胸腹满闷，口不渴，或渴不欲饮，舌苔微黄厚腻，脉濡缓——合平胃散；
- 夹食滞，加神曲、麦芽、山楂；
- 在夏暑期间，症见发热头重，烦渴自汗，小便短赤，脉濡数等，是暑湿入侵，表里同病——用新加香薷饮合六一散。

3 食滞肠胃

病名诊断 → 泄泻表现
- 腹痛肠鸣
- 泻下粪便臭如败卵

＋

证型诊断 → 食积症状
- 粪便臭如败卵
- 泻后痛减，脘腹胀满
- 嗳腐酸臭，不思饮食
- 舌苔垢浊或厚腻，脉滑

→ **消食导滞　和中止泻**

方剂用药

保和丸：

保和山楂菔神曲，半夏陈皮苓翘伍，
消食化滞理气胃，食积胃脘胀满除。

辨证加减

- 食滞较重，脘腹胀满，泻下不爽——因势利导，采用“通因通用”之法，加大黄、枳实、槟榔，或用枳实导滞丸以消导积滞，清利湿热；
- 积滞化热，加黄连、山栀；
- 呕吐甚，加生姜、刀豆、竹茹和胃降逆止呕。

（二）久泻

1 肝气乘脾

- **病名诊断** → 泄泻表现：
  - 腹痛即泻，泻后痛缓
  - 每因抑郁恼怒，或情绪紧张而发泄泻

＋

- **证型诊断** → 气郁症状：
  - 每因抑郁恼怒，或情绪紧张而发
  - 伴胸胁胀闷，嗳气食少
  - 腹痛攻窜，肠鸣矢气
  - 舌淡红，脉弦

→ **抑肝扶脾**

- **方剂用药**

痛泻要方：

痛泻要方君白术，白芍陈皮防风服，

补脾柔肝祛湿泻，脾虚肝郁痛泻除。

- **辨证加减**

•肝郁气滞，胸胁脘腹胀痛，加枳壳、香附、延胡索、川楝子；

•夹有湿热，大便夹有黏液，加黄连、黄芩等清肠化湿；

•脾虚明显，神疲食少——逍遥散合参苓白术散。

2 脾胃虚弱

病名诊断 → 泄泻表现
- 大便时溏时泻，迁延反复
- 大便溏稀，次数增加，或完谷不化

＋

证型诊断 → 气虚症状
- 稍进油腻则大便溏稀，次数增加，或完谷不化
- 伴食少纳呆，脘闷不舒
- 面色萎黄，倦怠乏力
- 舌质淡，苔白，脉细弱

→ **健脾益气　化湿止泻**

方剂用药

参苓白术散：

参苓白术脾湿散，益气健脾湿泻验，
山药莲子薏扁豆，砂仁桔梗草枣全。

辨证加减

- 脾阳虚衰，阴寒内盛，腹部冷痛，完谷不化——附子理中丸加吴茱萸、肉桂；
- 久泻不愈，中气下陷，脱肛——补中益气汤；
- 泄泻日久，脾虚夹湿，肠鸣辘辘，大便溏黏者，舌苔厚腻难化，或食已即泻——于健脾止泻药中加入升阳化湿之品，如防风、羌活、苍术、厚朴，或改用升阳益胃汤加减。

3 肾阳虚衰

病名诊断 → 泄泻表现
- 黎明前腹部作痛
- 肠鸣即泻

＋

证型诊断 → 阳虚症状
- 黎明前腹部作痛
- 肠鸣即泻，泻后痛减
- 完谷不化，腹部喜暖喜按
- 形寒肢冷，腰膝酸软
- 舌淡苔白，脉沉细

→ 温肾健脾　固涩止泻

方剂用药

四神丸：

四神补骨豆蔻好，茱萸五味生姜枣，

温肾暖脾止肠泻，脾肾阳虚肾泄消。

辨证加减

- 肾阳虚衰明显，加附子、肉桂等温肾之品；
- 脾阳不足为著，加干姜、莲子、芡实等暖脾止泻；
- 内寒腹痛，加川椒、小茴香等散寒之药；
- 泻次频多，加乌梅、石榴皮、五倍子等酸收之品；
- 滑脱不禁——合桃花汤或真人养脏汤以固涩止泻；
- 虽为五更泻，但脾肾阳虚不显，反见心烦嘈杂，而有寒热错杂之症——寒温并用，温脾止泻，改用乌梅丸加减。

六、研究报道

(1)近年来,治疗泄泻的新方剂和改良剂型不断涌现,不乏中西医结合的治疗模式,为中药治疗泄泻作用机制的研究和临床应用提供了一定的理论基础。但中药复方成分复杂,其多靶点、协同作用的具体机制尚未完全明确。

资料来源:叶桂芳,于舒婷,胡英还,等. 中药复方调控肠道菌群改善泄泻的作用及机制研究进展[J]. 中草药,2024,55(22):7889-7896.

(2)芍药汤合葛根芩连汤治疗溃疡性结肠炎效果显著,可改善患者炎性指标水平,且不增加不良反应发生率。

资料来源:李姗姗. 芍药汤合葛根芩连汤治疗溃疡性结肠炎的效果观察[J]. 中国社区医师,2023,39(2):93-95.

(3)葛根芩连汤可抑制肠道内大肠杆菌等有害菌的生长繁殖,促进双歧杆菌等有益菌的增殖,调节肠道微生态平衡,减轻肠道炎症反应。

资料来源:陈来,赵斌,钱玲,等. 葛根芩连汤药效及药理机制实验研究进展[J]. 江西中医药,2024,55(5):76-80.

第五章
肝胆系病证

第一节　胁　痛

一、概述

胁痛是指以一侧或两侧胁肋部疼痛为主症的疾病。

西医病名：急慢性肝炎、胆囊炎、胆系结石、胆道蛔虫、肋间神经痛等。

二、文献记载

(1)《黄帝内经》中提到胁痛主要与肝胆有关。

(2)隋巢元方的《诸病源候论》中提到胁痛的发生与肝、胆、肾有关。

(3)宋严用和的《济生方》中提到胁痛主要由情志不遂所致。

(4)明张景岳的《景岳全书》中提到胁痛与情志、饮食、房劳关系最为密切，并分为外感、内伤两大类。

(5)清李用粹的《证治汇补》曰："治宜伐肝泻火为要，不可骤用补气之剂，虽因于气虚者，亦宜补泻兼施……故凡木郁不舒，而气无所泄，火无所越，胀甚惧按者，又当疏散升发以达之，不可过用降气，致木愈郁而痛愈甚也。”

三、病因病机

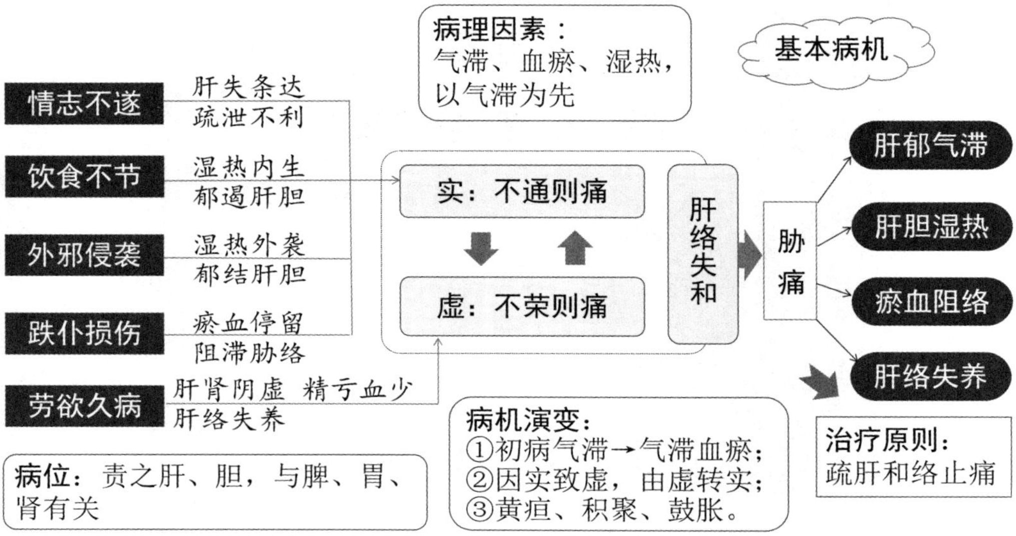

四、治则治法

治疗原则：疏肝和络止痛。

实证——理气、活血、清利湿热。

虚证——滋阴、养血、柔肝，适当配合疏肝理气。

五、证治分类

1 肝郁气滞

病名诊断 → 胁痛表现：胁肋胀痛

＋

证型诊断 → 气郁症状：

胁肋胀痛，走窜不定，

甚则引及胸背肩臂

每因情志变化而增减

胸闷腹胀，纳少口苦

嗳气频作，得嗳气稍舒

苔薄白，脉弦

→ 疏肝理气　柔肝止痛

方剂用药

柴胡疏肝散：

柴胡疏肝香附芎，枳壳陈皮芍草从，

疏肝解郁行气痛，肝郁气滞胁痛功。

辨证加减

- 胁痛甚，加青皮、郁金、延胡索；
- 气郁化火，见胁肋掣痛，口干口苦，烦躁易怒，溲黄便秘，舌红苔黄——去辛温之川芎，加山栀、牡丹皮、黄芩、夏枯草等；
- 肝气横逆犯脾，肠鸣，腹泻，腹胀，加茯苓、白术，或用逍遥散加减；
- 胃失和降，恶心呕吐，加半夏、陈皮、生姜、旋覆花。

2 肝胆湿热

病名诊断 → 胁痛表现：
胁肋胀痛
或灼热疼痛、剧痛

＋

证型诊断 → 湿热症状：
灼热疼痛、剧痛，口苦口黏
胸闷纳呆，恶心呕吐
小便黄赤，大便不爽
或兼身热恶寒，身目发黄
舌质红，苔黄腻，脉弦滑数

→ 疏肝利胆 清热利湿

方剂用药

龙胆泻肝汤：

龙胆泻肝清湿热，栀芩归地泽木车，
上炎下注柴胡甘，君臣归地酒炒合。

辨证加减

- 见发热、黄疸，加茵陈、黄柏；
- 肠胃积热，大便不通，腹胀腹满，加大黄、芒硝；
- 湿热煎熬，结成砂石，阻滞胆道，胁痛连及肩背，加金钱草、海金沙、鸡内金、郁金、川楝子，或用硝石矾石散；
- 胸胁苦满疼痛，寒热往来，口苦咽干，头痛目眩，心烦喜呕者，为邪郁少阳——小柴胡汤加减；
- 胁肋剧痛，呕吐蛔虫——先以乌梅丸安蛔，再予驱蛔。

3 瘀血阻络

病名诊断 → 胁痛表现：胁肋刺痛

＋

证型诊断 → 瘀血症状：
- 胁肋刺痛，痛有定处
- 痛处拒按，入夜痛甚
- 胁肋下或见癥块
- 舌紫暗，脉沉涩

→ 活血祛瘀　通络止痛

方剂用药 → 血府逐瘀汤或复元活血汤

血府逐瘀汤：
　　血府逐瘀胸中绕，活血化瘀行气效，
　　桃仁红花川赤膝，地归柴壳桔甘草。

复元活血汤：
　　复元活血黄柴好，桃红穿山归蒌草，
　　活血祛瘀通肝络，跌打损伤瘀血消。

辨证加减
- 跌打损伤而致胁痛，局部见积瘀肿痛，加酒大黄、瓜蒌根；
- 胁肋下有癥块，而正气未衰，加三棱、莪术、土鳖虫，或合鳖甲煎丸；
- 瘀血较轻——旋覆花汤。

4 肝络失养

病名诊断 → 胁痛表现：
- 胁肋隐痛
- 悠悠不休

＋

证型诊断 → 阴虚症状：
- 遇劳加重
- 口干咽燥，心中烦热
- 头晕目眩
- 舌红，少苔，脉细弦而数

→ **养阴柔肝 理气止痛**

方剂用药

一贯煎：

一贯生地疝气聚，枸当麦沙川楝入，
滋阴疏肝用之效，肝肾阴虚肝气郁。

辨证加减

- 阴亏过甚，舌红而干，加石斛、玉竹、玄参、天冬；
- 心神不宁，心烦不寐，加酸枣仁、五味子、栀子、合欢皮；
- 肝肾阴虚，头目失养，头晕目眩，视物昏花，加女贞子、墨旱莲、黄精、熟地黄、桑椹、菊花；
- 阴虚火旺，加黄柏、知母、地骨皮；
- 神疲乏力明显，加太子参。

六、研究报道

(1)有研究基于中医传承辅助平台对 192 首方剂进行数据挖掘，发现治疗胁痛的核心药物以疏肝解郁（柴胡、香附）、行气活血（川芎、丹参）、清热利湿（龙胆草、黄芩）为主，药性多偏温凉，药味以苦甘为主，体现“通则不痛”的治疗原则。研究还演化出 15 首新方剂，为新药研发提供参考。

资料来源：赵艳青，滕晶. 基于中医传承辅助平台的胁痛治疗方剂组方用药规律分析[J]. 中国中药杂志，2015，40(6)：1203-1206.

(2)有研究通过数据挖掘对比 6 种疼痛病的用药规律，发现胁痛治疗中龙胆与柴胡的配伍提升度较高，提示清热泻肝与疏肝理气的协同作用。此外，补虚药（甘草、当归）与活血化瘀药（川芎、桃仁）的组合在多种疼痛类型中均有应用，但针对胁痛的特异性用药仍需进一步验证。

资料来源：孙梅，闵丽，孙瑶，等. 基于数据挖掘的 6 种疼痛病方剂用药规律比较研究[J]. 中国中药杂志，2019，44(8)：1682-1688.

第二节　黄　疸

一、概述

黄疸是指以目黄、身黄、小便黄为主症的疾病，其中以目睛黄染为主要特征。

西医病名：急慢性病毒性肝炎、自身免疫性肝炎、药物性肝炎、肝硬化、胆囊炎、胆石症及蚕豆病、钩端螺旋体病、消化系统肿瘤等以黄疸为主要表现的疾病。

二、文献记载

(1)《黄帝内经》中已有关于黄疸的病名及其主要症状的记载。

(2)东汉张仲景的《金匮要略》中始有黄疸的分类，分有黄疸、谷疸、酒疸、女劳疸、黑疸五种。

(3)宋韩祇和的《伤寒微旨论》中除论述了黄疸的“阳证”外，还详述了“阴黄”的辨证论治。

(4)明张景岳的《景岳全书·黄疸》中首先提出“胆黄”的病名，认为“胆伤则胆气败，而胆液泄，故为此证”，初步认识到黄疸的发生与胆液外泄有关。

(5)清程钟龄的《医学心悟》中创制茵陈术附汤，至今仍为治疗阴黄的常用方剂。

(6)清沈金鳌的《杂病源流犀烛》对黄疸可有传染性及预后转归有所认识。

三、病因病机

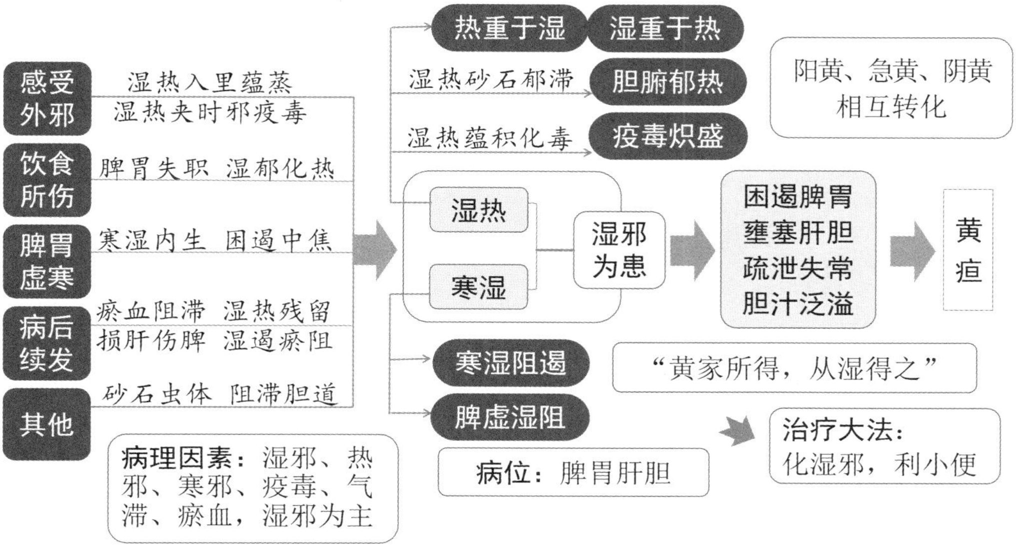

四、治则治法

(1)治疗大法:化湿邪,利小便。

(2)化湿:

湿热——清热化湿,必要时通利腑气,以使湿热下泄。

黄疸初起见表证——发汗解表,使湿从汗解。

(3)利小便——淡渗利湿以退黄。

五、证治分类

(一)阳黄

1 热重于湿

病名诊断 → 黄疸表现：

身目俱黄

黄色鲜明

＋

证型诊断 → 热证为主：

发热口渴

或心中懊侬，恶心呕吐

腹部胀闷，口干而苦

小便短少黄赤，大便秘结

苔黄腻，脉弦数

→ **清热通腑 利湿退黄**

方剂用药

茵陈蒿汤：

茵陈蒿汤栀子黄，清热利湿又退黄，

一身面目色鲜黄，便难腹满尿赤黄。

辨证加减

- 胁痛较甚，加柴胡、郁金、白芍、延胡索；
- 热毒内盛，心烦懊侬，加黄连、龙胆草；
- 恶心呕吐，加橘皮、竹茹、连翘、半夏；
- 湿热炽盛，由气入血，瘀热发黄者，加水牛角、生地黄、牡丹皮、茜草。

2 湿重于热

病名诊断 → 黄疸表现
- 身目俱黄
- 黄色不及前者鲜明

＋

证型诊断 → 湿证为主
- 头重身困，胸脘痞满
- 食欲减退，恶心呕吐
- 腹胀或大便溏垢
- 苔厚腻微黄，脉濡数或濡缓

→ **利湿化浊　佐以清热**

方剂用药 → 茵陈五苓散合甘露消毒丹

茵陈五苓散：

　　五苓猪茯泽白枝，白饮暖水汗出知，
　　利水渗湿温阳气，痰饮蓄水与水湿。

甘露消毒丹：

　　甘露消毒湿温疫，利湿化浊清热易，
　　滑石茵芩藿菖蔻，木通射贝翘薄宜。

辨证加减
- 湿阻气机，胸腹痞胀，呕恶纳差，加苍术、厚朴、半夏；
- 食欲明显较差者，加炒谷芽、生炒麦芽、鸡内金；
- 邪郁肌表，寒热头痛——麻黄连翘赤小豆汤；
- 本证用药不可过用苦寒，以免脾阳受损，转为阴黄。

3 胆腑郁热

病名诊断 → 黄疸表现：
- 身目发黄
- 黄色鲜明

＋

证型诊断 → 胆腑症状：
- 上腹、右胁胀闷疼痛，牵引肩背
- 身热不退，或寒热往来
- 口苦咽干，呕吐呃逆
- 尿黄赤，大便秘
- 舌红，苔黄，脉弦滑数

→ 疏肝泻热　利胆退黄

方剂用药

大柴胡汤：

大柴胡汤芩枳黄，半姜芍药大枣尝，
和解少阳泻热结，少阳阳明合病良。

辨证加减

- 砂石阻滞，加金钱草、海金沙、鸡内金、郁金、玄明粉；
- 恶心呕逆明显，加厚朴、竹茹、陈皮。

4 疫毒炽盛（急黄）

病名诊断 → 黄疸表现：
- 发病急骤
- 黄疸迅速加深
- 其色如金

＋

证型诊断 → 疫毒症状：
- 高热口渴
- 皮肤瘙痒，胁痛腹满
- 神昏谵语，烦躁抽搐
- 或见衄血、便血、肌肤瘀斑
- 舌红绛，苔黄燥，脉弦滑或数

→ 清热解毒　凉血开窍

方剂用药

犀角地黄汤：

犀角地黄赤芍丹，清热解毒凉血煎，
热入血分水煎服，扰心伤血血瘀安。

辨证加减

- 神昏谵语——配安宫牛黄丸、至宝丹；
- 动风抽搐者，加钩藤、石决明，另服羚羊角粉或紫雪丹；
- 衄血、便血、肌肤瘀斑重者，加地榆炭、侧柏叶炭、紫草、茜根炭；
- 腹大有水，小便短少不利，加马鞭草、木通、白茅根、车前草、大腹皮、猪苓、泽泻，并另吞琥珀粉、蟋蟀粉、沉香粉，以通利小便；
- 大便不通，腹满烦痛者，乃热毒炽盛所致，加大黄、芒硝、枳实、木香、槟榔。

（二）阴黄

1 寒湿阻遏

- **病名诊断** → 黄疸表现：身目俱黄，黄色晦暗或如烟熏
- ＋
- **证型诊断** → 寒湿症状：脘腹痞胀，大便不实；神疲畏寒；纳谷减少，口淡不渴；舌淡，苔腻，脉濡缓或沉迟

→ **温中化湿　健脾和胃**

- **方剂用药**：茵陈术附汤：茵陈、白术、附子、干姜、肉桂、炙甘草。
- **辨证加减**：
  - 湿邪较重而便溏明显者，加车前子、茯苓、泽泻、猪苓；
  - 脘腹胀满，胸闷，呕恶显著，加苍术、厚朴、半夏、陈皮；
  - 胁腹疼痛作胀，肝脾同病者，加柴胡、香附、川楝子、延胡索；
  - 湿浊不清，气滞血结，胁下结痛，腹部胀满，肤色苍黄或黧黑，加硝石矾石散，以化浊祛瘀软坚。

2 脾虚湿滞

病名诊断 → 黄疸表现
- 面目及肌肤淡黄
- 甚则晦暗不泽

＋

证型诊断 → 气虚＋脾湿
- 肢软乏力
- 心悸气短
- 大便溏薄
- 舌淡，苔薄，脉濡细

→ 健脾养血 利湿退黄

方剂用药

黄芪建中汤：

小建中汤饴糖好，桂芍姜枣炙甘草，
温中补虚和里急，中焦虚寒肝脾调。

辨证加减

- 气虚乏力明显者——重用黄芪，加党参，以增强补气作用；
- 畏寒，肢冷，舌淡者，加附子温阳祛寒；
- 心悸不宁，脉细而弱者，加熟地黄、丹参、酸枣仁等补血养心。

（三）黄疸消退后调治

1 湿热留恋

- **病名诊断** → 黄疸病史：黄疸消退
- ＋
- **证型诊断** → 湿热症状：
  - 脘痞腹胀，胁肋隐痛
  - 饮食减少
  - 口中干苦，小便黄赤
  - 苔腻，脉濡数

→ **清热利湿**

- **方剂用药**：茵陈四苓散：
  茵陈、栀子、白术、茯苓、泽泻、猪苓。
- **辨证加减**：
  - 热较盛，加黄芩、黄柏；
  - 湿邪较重，加萆薢、车前草。

2 肝脾不调

病名诊断 → 黄疸病史：黄疸消退

＋

证型诊断 → 肝脾症状：

脘腹痞闷，肢倦乏力

胁肋隐痛不适

饮食欠香，大便不调

苔薄白，脉细弦

→ **调和肝脾　理气助运**

方剂用药 → 柴胡疏肝散或归芍六君子汤

柴胡疏肝散：

柴胡疏肝香附芎，枳壳陈皮芍草从，

疏肝解郁行气痛，肝郁气滞胁痛功。

归芍六君子汤：

归芍六君苓术甘，陈半参苓共成方，

健脾化痰养肝血，脾虚肝郁此方尝。

辨证加减

- 当归、白芍、柴胡、枳壳、香附、郁金养血疏肝；
- 党参、白术、茯苓、山药益气健脾；
- 陈皮、山楂、麦芽理气助运。

3 气滞血瘀

病名诊断 → 黄疸病史
- 黄疸消退

＋

证型诊断 → 瘀滞症状
- 胁下结块
- 隐痛刺痛不适，胸胁胀闷
- 面、颈部见有赤丝红纹
- 舌有紫斑或紫点，脉涩

→ 疏肝理气 活血化瘀

方剂用药：逍遥散合鳖甲煎丸

逍遥散：

逍遥柴胡归白芍，白术茯苓姜荷草，
疏肝解郁养血脾，肝郁血虚脾弱消。

鳖甲煎丸：

见《金匮要略》。

辨证加减
- 柴胡、枳壳、香附疏肝理气；
- 当归、赤芍、丹参、桃仁、莪术活血化瘀；
- 鳖甲煎丸，软坚消积。

六、研究报道

(1)何堂清基于1960～1978年的520例医案，发现黄疸核心药物为茵陈、茯苓、郁金，证候以阳黄为主(占99.2%)，湿热证占比最高。聚类分析显示，热重于湿型治疗以茵陈蒿汤为主，湿重于热型治疗以茵陈五苓散为主。

资料来源：何堂清. 基于数据挖掘的黄疸病医案“证-治-效”规律研究[D]. 武汉：湖北中医药大学，2021.

(2)吴利英等采用茵陈、黄芩等中药熏洗联合蓝光治疗新生儿黄疸，总有效率为95.56%，较单纯蓝光组缩短黄疸持续时间1.5天。退黄熏蒸方辅助治疗可降低治疗成本，减少不良反应。

资料来源：吴利英，张文英，庄翠莲，等. 中药熏洗在湿热熏蒸型黄疸的效果研究[J]. 中外医疗，2021，40(23)：18-22.

第三节　鼓　胀

一、概述

鼓胀是指以腹大胀满，绷急如鼓，皮色苍黄，脉络暴露为特征的疾病，又名单腹胀、臌、蜘蛛蛊。

西医病名：病毒性肝炎、血吸虫病等多种原因所致的肝硬化腹水，结核性腹膜炎、腹腔内恶性肿瘤、肾病综合征、丝虫病、慢性缩窄性心包炎等疾病导致的腹水。

二、文献记载

(1)《黄帝内经》中首见“鼓胀”病名。

(2)东汉张仲景的《金匮要略》中有肝水、脾水、肾水的记载。

(3)元朱丹溪的《丹溪心法》中提到，鼓胀与七情、六淫、饮食、房劳等因素有关。

(4)明戴思恭的《证治要诀》中称本病为“蛊胀”“膨脝”“蜘蛛蛊”。

(5)明张景岳的《景岳全书》中称本病为“单腹胀”，由纵酒无度引起。

(6)清唐容川的《血证论》中提到，“血臌”的发病与接触河中疫水、感染“水毒”有关。

三、病因病机

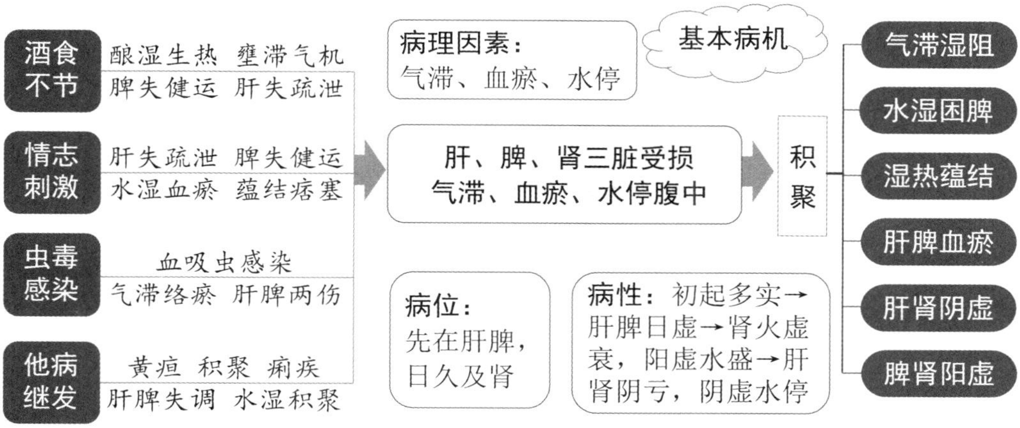

四、治则治法

治法：攻补兼施，祛邪不伤正，扶正不留邪。

五、证治分类

（一）常证

1 气滞湿阻

病名诊断 → 鼓胀表现
- 腹胀按之不坚
- 胁下胀满或疼痛

＋

证型诊断 → 气滞症状
- 饮食减少，食后胀甚
- 按之不坚
- 得嗳气、矢气稍减
- 小便短少
- 苔薄白腻，脉弦

→ **疏肝理气 运脾利湿**

方剂用药 → 柴胡疏肝散合胃苓汤

柴胡疏肝散：
柴胡疏肝香附芎，枳壳陈皮芍草从，
疏肝解郁行气痛，肝郁气滞胁痛功。

胃苓汤：
平胃散、五苓散合方。

辨证加减
- 胸脘痞闷，腹胀，噫气为快，气滞偏甚，加佛手、沉香、木香；
- 尿少，腹胀，苔腻，加砂仁、大腹皮、泽泻、车前子；
- 神倦，便溏，舌淡，加党参、黄芪、附子、干姜、川椒；
- 胁下刺痛，舌紫，脉涩，加延胡索、莪术、丹参、鳖甲；
- 头晕失眠，舌质红，脉弦细数，加制首乌、枸杞子、女贞子。

2 水湿困脾

病名诊断 → 鼓胀表现：
- 腹大胀满
- 按之如囊裹水

\+

证型诊断 → 水湿症状：
- 如囊裹水，下肢浮肿
- 脘腹痞胀，得热则舒
- 精神困倦，怯寒懒动
- 小便少，大便溏
- 舌苔白腻，脉缓

→ 温中健脾　行气利水

方剂用药

实脾饮：

实脾温阳利水行，脾肾阳虚阴水停，
附子干姜姜枣草，厚槟瓜果香术苓。

辨证加减

- 浮肿较甚，小便短少，加肉桂、猪苓、车前子；
- 胸闷咳喘，加葶苈子、苏子、半夏；
- 胁腹痛胀，加郁金、香附、青皮、砂仁；
- 脘闷纳呆，神疲，便溏，下肢浮肿，加党参、黄芪、山药。

3 湿热蕴结

病名诊断 → 鼓胀表现
- 腹大坚满
- 脘腹胀急

\+

证型诊断 → 热性症状
- 烦热口苦，渴不欲饮
- 小便赤涩
- 大便秘结或溏垢
- 舌边尖红，苔黄腻或兼灰黑，脉弦数

→ 清热利湿　攻下逐水

方剂用药

中满分消丸：

白术、人参、炙甘草、猪苓、姜黄、茯苓、干姜、砂仁、泽泻、陈皮、炒知母、炒黄芩、炒黄连、半夏、炒枳实、姜厚朴。

辨证加减

- 热势较重，加连翘、龙胆草、半边莲、半枝莲；
- 小便赤涩不利，加陈葫芦、蟋蟀粉；
- 胁痛明显，加柴胡、川楝子；
- 面、目、皮肤发黄——合茵陈蒿汤。

4 肝脾血瘀

病名诊断 → 鼓胀表现：脘腹坚满

\+

证型诊断 → 瘀血症状：
青筋显露，胁下癥结痛如针刺
面色晦暗黧黑
或见赤丝血缕，面、颈、胸、臂出现血痣或蟹爪纹
口干不欲饮水，或见大便色黑
舌质紫暗或有紫斑，脉细涩

→ 活血化瘀　行气利水

方剂用药

调营饮：

莪术、川芎、当归、延胡索、赤芍、瞿麦、大黄、槟榔、陈皮、大腹皮、葶苈子、赤茯苓、桑白皮、细辛、官桂、炙甘草、白芷、生姜、大枣。

辨证加减

- 胁下癥结肿大明显，加地鳖虫、牡蛎；
- 病久体虚，气血不足，或攻逐之后，正气受损，加当归、黄芪、党参；
- 大便色黑，加三七、茜草、侧柏叶；
- 病势恶化，大量吐血、下血，或出现神志昏迷等危象——辨阴阳之衰脱，予以生脉注射液或参附注射液滴注。

5 肝肾阴虚

病名诊断 → 鼓胀表现：腹大胀满

＋

证型诊断 → 瘀血＋阴虚症状：

- 青筋暴露，面色晦滞，唇紫
- 口干而燥，心烦失眠
- 时或鼻衄，牙龈出血
- 小便短少
- 舌红绛少津，苔少或光剥，脉弦细数

→ 滋肾柔肝　养阴利水

方剂用药：一贯煎合六味地黄丸

一贯煎：

一贯生地疝气聚，枸当麦沙川楝入，
滋阴疏肝用之效，肝肾阴虚肝气郁。

六味地黄丸：

六味地黄山药萸，茯苓泽泻丹皮足，
滋阴填精又补肾，三补三泻阴精虚。

辨证加减

- 津伤，口干明显，加石斛、玄参、芦根；
- 青筋显露，唇舌紫暗，小便短少，加丹参、益母草、泽兰、马鞭草；
- 阴虚阳浮，耳鸣、面赤、颧红，加龟甲、鳖甲、牡蛎；
- 湿热留恋不清，溲赤涩少，加知母、黄柏、金钱草、茵陈；
- 腹内积聚痞块，痛处不移，卧则腹坠，肾虚久泻，加膈下逐瘀汤。

6 脾肾阳虚

病名诊断 → 鼓胀表现

腹大胀满

形似蛙腹

＋

证型诊断 → 阳虚症状

朝宽暮急

面色苍黄或苍白，脘闷纳呆

神倦怯寒，肢冷浮肿

小便短少不利

舌胖质紫，苔淡白，脉沉细无力

→ 温补脾肾　化气利水

方剂用药

附子理苓汤：

炮附子、炮姜、炙甘草、人参、炒白术、猪苓、赤茯苓、泽泻、官桂。

辨证加减

- 神疲乏力，少气懒言，食少腹胀，食后尤甚，便溏，加黄芪、山药、薏苡仁、扁豆；
- 面色苍白，怯寒肢冷，腰膝酸冷疼痛，脉弱无力，加肉桂、仙茅、淫羊藿；
- 腹筋暴露，加赤芍、泽兰、三棱、莪术；
- 腰膝酸重，肢肿，小便不利，痰饮咳喘——济生肾气丸。

(二)变证

1 黄疸

病名诊断 → 鼓胀表现
- 肝区胀痛
- 腹部膨隆

\+

证型诊断 → 黄疸症状
- 身目黄染如金
- 倦怠乏力，烦躁不宁
- 纳食欠佳或不欲食，恶心厌油
- 双下肢水肿，尿少如浓茶
- 大便溏
- 舌暗红，苔黄腻，脉弦滑

→ 清热解毒 利湿退黄

方剂用药

甘露消毒丹：

甘露消毒湿温疫，利湿化浊清热易，

滑石茵芩藿菖蔻，木通射贝翘薄宜。

辨证加减

- 神志不清，目不识人，加水牛角、菖蒲、郁金；
- 气虚乏力，少气懒言，加黄芪、党参、山药、白术；
- 腹部胀大，小便不出，加车前子、通草、猪苓、泽泻；
- 湿困脾胃，便溏尿少，口中甜，加厚朴、苍术；
- 纳呆，无食欲，加炒麦芽、鸡内金；
- 临证可参见黄疸病证进行辨治。

2 出血

病名诊断 → 鼓胀表现：鼓胀病史

＋

证型诊断 → 出血症状：

轻者可见牙龈出血、鼻衄或肤下瘀斑

重者病势突变，大量呕吐鲜血或大便下血

舌红，苔黄，脉弦数

→ 泻火解毒 凉血止血

方剂用药

犀角地黄汤：

犀角地黄赤芍丹，清热解毒凉血煎，

热入血分水煎服，扰心伤血血瘀安。

辨证加减

- 实热较甚，加黄连、黄芩、黄柏、栀子；
- 骤然大量呕血，血色鲜红，大便下血，暗红或油黑，加三七、仙鹤草、地榆炭、大黄炭、白茅根、侧柏叶、茜草；
- 大出血后，气随血脱，阳气衰微，汗出如油，四肢厥冷，呼吸低微，脉细微欲绝——大剂独参汤加山茱萸；
- 疾病后期，气阴两虚，加沙参、西洋参、太子参、山药；
- 临证可参见血证进行辨治。

3 神昏

病名诊断 → 鼓胀表现
- 鼓胀病史

+

证型诊断 → 神昏症状
- 神昏谵语，昏不识人
- 发热，黄疸，烦躁不宁
- 口臭便秘，溲赤尿少
- 舌红绛，苔黄燥，脉细数

→ 清热解毒　醒脑开窍

方剂用药 清营汤合安宫牛黄丸

清营汤：

清营解毒透热阴，身热夜甚热入营。
犀角生地麦玄参，丹参黄连翘竹银。

安宫牛黄丸：

安宫牛黄麝犀角，芩连山栀郁冰绕，
雄黄砂珠蜜箔衣，清热解毒豁痰窍。

辨证加减

- 痰浊壅盛，蒙蔽清窍，神志昏迷较甚，静卧嗜睡，神情淡漠，舌苔厚腻，加郁金、石菖蒲；
- 出血严重，加大蓟、栀子炭、血余炭；
- 痰涎壅盛，烦躁不安，加竹沥、瓜蒌、胆南星；
- 邪热偏盛而身热较重——安宫牛黄丸；
- 热动肝风而痉厥抽搐——紫雪丹；
- 痰浊偏盛而昏迷较重——至宝丹；
- 病情继续恶化，昏迷甚，汗出肤冷，气促，撮空理线，两手抖动，脉细微弱者——急予生脉散、参附龙牡汤。

六、研究报道

(1)龚廷贤6本著作中治疗鼓胀涉及方剂60首，药物132种。常用药物有陈皮、茯苓、木香、白术、甘草等。常见药物类型分类有理气药、补益药、利水渗湿药等，得到有意义的“药物-药物”二阶关联组32组，支持度最高的为茯苓-陈皮，常见禁忌食物有盐、生冷、荤腥、酱等。

资料来源：赵家俪，戴铭，张璐砾，等．龚廷贤论治鼓胀病用药规律及饮食调护分析[J]．西部中医药，2025，38(3)：59-62．

(2)童光东教授认为，肝硬化腹水属中医鼓胀范畴，提出了一辨机微、二辨机关、三辨机宜的三辨原则，治疗上主张疏肝调气以行水、活血化湿以利水、补气温养以利水，将气、水、血、虚贯穿于肝硬化腹水辨治的全程中。

资料来源：吴志艺，李健生，徐行，等．童光东从气、水、血、虚辨治肝硬化腹水经验介绍[J]．新中医，2025，57(8)：189-193．

第六章
肾系病证

第一节 水 肿

一、概述

水肿是指体内水液滞留，泛滥肌肤，以头面、眼睑、四肢、腹背甚至全身浮肿为主症的疾病，严重者还可伴胸腔积液、腹水等。

西医病名：急慢性肾炎、肾病综合征、继发性肾小球疾病等以水肿为主要表现的疾病。

二、文献记载

(1)《黄帝内经》中称本病为“水”，有肾风、风水、石水、涌水等病名。

(2)东汉张仲景的《金匮要略》中称本病为“水气病”，分为风水、皮水、正水、石水和黄汗，按五脏分为心水、肝水、肺水、脾水、肾水。

(3)隋巢元方的《诸病源候论》中始将“水肿”作为各种水病的总称。

(4)唐孙思邈的《备急千金要方》中首次提出水肿忌盐的观点。

(5)宋严用和的《严氏济生方》中，首次将水肿分为阴水、阳水两类，强调“先实脾土”“后温肾水”，载有实脾散。

(6)明张景岳的《景岳全书》尤重从脾肾论治水肿。

(7)清唐容川的《血证论》认识到瘀血也是导致水肿的重要机制之一。

三、病因病机

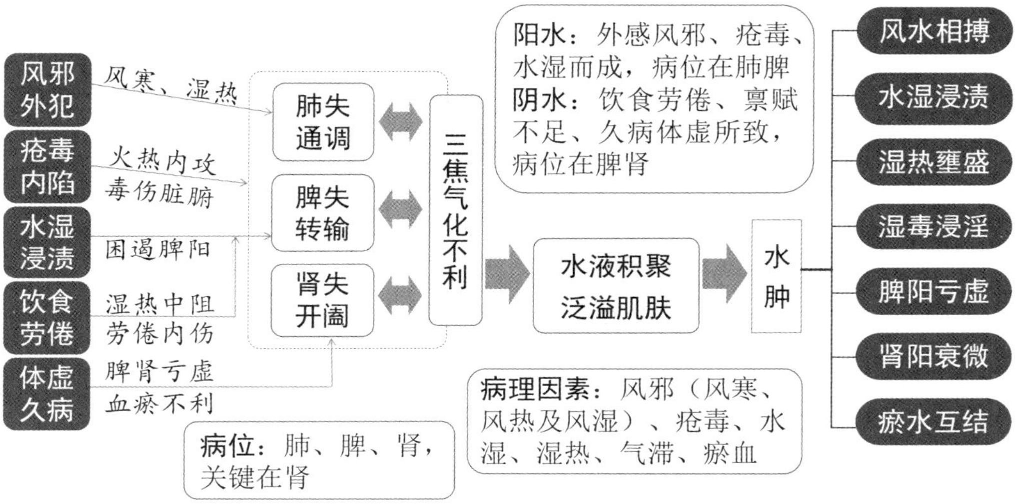

四、治则治法

治疗的基本原则：发汗、利尿、泻下逐水。

具体应用视阴阳虚实不同而异。

五、证治分类

（一）阳水

1 风水相搏

- 病名诊断 → 水肿表现
  - 眼睑浮肿
  - 继则四肢及全身皆肿
- \+
- 证型诊断 → 风寒/风热症状
  - 来势迅速，可兼恶寒，发热，肢节酸楚，小便不利等症
  - 偏风热者，伴咽喉红肿疼痛，舌质红，脉浮滑数
  - 偏风寒者，兼恶寒，咳喘，舌苔薄白，脉浮滑或浮紧

→ **疏风清热 宣肺行水**

- 方剂用药
  - 越婢加术汤：麻黄、石膏、生姜、大枣、甘草、白术。
- 辨证加减
  - •风热偏盛，加金银花、连翘、桔梗、板蓝根、鲜芦根，或用银翘散加减；
  - •风寒偏盛，去石膏，加苏叶、桂枝、防风，或用荆防败毒散加减；
  - •夹有风湿，肢体关节疼痛，伸屈不利者，加羌活、独活、穿山龙，或用羌活胜湿汤加减；
  - •一身悉肿，胸闷腹满，小便不利，加猪苓、大腹皮行气利水。

2 水湿浸渍

病名诊断 → 水肿表现
- 全身水肿
- 下肢为甚

＋

证型诊断 → 水湿症状
- 起病缓慢，病程较长
- 按之没指，小便短少
- 身体困重
- 胸闷纳呆，泛恶
- 苔白腻，脉沉缓

→ 运脾化湿　通阳利水

方剂用药：五皮饮合胃苓汤

五皮饮：

五皮茯苓妊娠肿，腹陈桑白生姜总，
利水消肿理气脾，水停气滞皮水壅。

胃苓汤：

平胃散加五苓散。

辨证加减
- 外感风邪，肿甚而喘，加麻黄、杏仁、苏叶；
- 面肿，胸满，不得卧，加苏子、葶苈子降气行水；
- 湿困中焦，脘腹胀满，加椒目、大腹皮、砂仁、木香、槟榔；
- 三焦气机不利，胸闷腹胀，小便不利，一身尽肿——导水茯苓汤加减；
- 夹有郁热，口苦咽干，头晕，胸胁满闷——合柴苓汤加减。

3 湿热壅盛

病名诊断 → 水肿表现：遍体浮肿

\+

证型诊断 → 湿热症状：
- 皮肤绷急光亮
- 胸脘痞闷
- 烦热口渴
- 小便短赤，或大便干结
- 舌红，苔黄腻，脉沉数或濡数

→ 分利湿热

方剂用药

疏凿饮子：

疏凿商陆阳水方，泻下逐水风肿尝，
泽泻苓通赤豆椒，秦艽姜羌大腹榔。

辨证加减

- 腹满不减，大便不通者——合己椒苈黄丸以助攻泻之力；
- 肿势严重，兼见喘促不得平卧，加葶苈子、桑白皮泻肺利水；
- 肢体关节肿痛，或屈伸不利，加青风藤、独活、威灵仙；
- 湿热久羁，化燥伤阴，口燥咽干，腰膝酸软，五心烦热，加生地黄、知母、黄柏、白茅根、芦根；
- 严重水肿，体质壮实者——必要时用甘遂、芫花、大戟等，中病即止，或边攻边补，或攻补结合。

4 湿毒浸淫

病名诊断 → 水肿表现

- 眼睑浮肿
- 延及全身

＋

证型诊断 → 毒疮症状

- 皮肤光亮，尿少色赤
- 身发疮痍，甚则溃烂
- 恶风发热
- 舌质红，苔薄黄，脉浮数或滑数

→ 宣肺解毒　利湿消肿

方剂用药

麻黄连翘赤小豆汤合五味消毒饮

麻黄连翘赤小豆汤：

麻黄、连翘、杏仁、赤小豆、大枣、生梓白皮、生姜、甘草。

五味消毒饮：

五味消毒疔疮散，火毒结聚初起验，
银花地丁蒲公英，野菊天葵酒取汗。

辨证加减

- 脓肿毒甚者——重用蒲公英、紫花地丁清热解毒；
- 疮痍糜烂流水，加土茯苓、萆薢、石韦、苦参利湿解毒；
- 皮肤瘙痒，加白鲜皮、地肤子、蝉蜕、白蒺藜；
- 疮疡色红肿痛或小便红赤，加丹皮、赤芍、生地黄、泽兰；
- 大便不通，加大黄、葶苈子通腑泄实。

（二）阴水

1 脾阳亏虚

病名诊断 → 水肿表现：
- 身肿日久
- 腰以下为甚
- 按之凹陷不易复

＋

证型诊断 → 脾虚症状：
- 腹闷
- 纳减便溏，四肢倦怠
- 神疲乏力，面色不华
- 小便短少
- 舌质淡或胖，苔白腻或白滑，脉沉缓或沉弱

→ **健脾温阳　行气利水**

方剂用药

实脾散：

实脾温阳利水行，脾肾阳虚阴水停，
附子干姜姜枣草，厚槟瓜果香术苓。

辨证加减

- 气虚甚，症见气短声弱，加人参、黄芪；
- 肺脾气虚，自汗易感，乏力体倦——防己黄芪汤加减；
- 小便短少——防己茯苓汤加减；
- 肾虚，肾气不固，腰酸腰痛，尿有余沥，舌淡胖，脉沉，加芡实、枸杞子、菟丝子、山茱萸，或配合五子衍宗丸、水陆二仙丹；
- 脘腹痞满，肢体关节疼痛酸重，加苍术、苏叶、土茯苓、石韦、穿山龙、青风藤；
- 水肿系长期饮食失调，脾胃虚弱，精微不化所致者——不宜分利伤气，用参苓白术散加减。

2 肾阳衰微

病名诊断

水肿表现：
- 水肿反复消长不已
- 面浮身肿，腰以下甚
- 按之凹陷不起

证型诊断

肾阳虚症状：
- 尿量减少或反多
- 腰酸冷痛，四肢厥冷
- 怯寒神疲，面色㿠白
- 甚者心悸胸闷，喘促难卧
- 腹大胀满，舌质淡胖，苔白，脉沉细或沉迟无力

→ 温肾助阳　化气行水

方剂用药

济生肾气丸合真武汤

济生肾气丸：

炮附子、白茯苓、泽泻、山茱萸、山药、车前子、牡丹皮、官桂、川牛膝、熟地黄。

真武汤：

真武附子炮皮尝，苓术白芍切生姜，
太阳过汗阳虚泛，温阳利水基础方。

辨证加减

- 肾气不固，夜尿频多——去车前子，加芡实、菟丝子、补骨脂；
- 肾阳亏虚，水肿久治不愈，神疲乏力，腰膝酸冷，夜尿频多，舌淡胖，脉沉细——右归丸加减；
- 肾阴亏虚，水肿反复发作，精神疲惫，腰酸遗精，咽干口渴，五心烦热，舌质红，脉细弱——左归丸加减；
- 肾虚肝旺，头昏头痛，心慌腿软，加鳖甲、牡蛎、杜仲、桑寄生、菊花、夏枯草，或用建瓴汤加减；
- 病程缠绵，反复不愈，复感外邪，症见发热恶寒，肿势剧增，小便短少——治当急则治标，按风水论治，但不可过用解表药，以越婢汤为主。

3 瘀水互结

病名诊断 → 水肿表现
- 水肿延久不退
- 肿势轻重不一
- 四肢或全身浮肿，下肢为主

+

证型诊断 → 瘀血症状
- 皮肤瘀斑，腰部刺痛
- 或伴血尿
- 或妇女月经不调，经血色暗，有血块
- 肌肤甲错
- 舌紫暗，苔白，脉沉细涩

→ 活血祛瘀　化气行水

方剂用药

桃红四物汤合五苓散

桃红四物汤：

桃红四物芍归芎，补血调血虚滞宗。

五苓散：

五苓猪茯泽白枝，白饮暖水汗出知，

利水渗湿温阳气，痰饮蓄水与水湿。

辨证加减

- 气虚血瘀，乏力体倦，肌肤甲错，加黄芪、地龙、丹参、赤芍，或方用补阳还五汤、黄芪赤风汤；
- 宗气虚陷，心悸气短，动则加重，下肢浮肿——升陷汤、葶苈大枣泻肺汤；
- 妇女颜面肢体浮肿，伴有月经不调，经血紫暗，甚至经闭，舌暗——当归芍药散加减。

六、研究报道

(1)温阳消肿汤治疗肾病综合征(NS),总有效率研究组高于对照组($P<0.05$)。治疗后研究组白细胞介素-1(IL-1)、肿瘤坏死因子-α(TNF-α)、尿素氮(BUN)、肌酐(SCr)、24 h尿蛋白定量较对照组低,血浆白蛋白(ALB)水平较对照组高($P<0.05$)。

资料来源:杨亚杰.温阳消肿汤辅治肾病综合征临床观察[J].实用中医药杂志,2022,38(5):771-772.

(2)健脾益肾利水方(包含党参、白术、山药、山茱萸、茯苓、猪苓、大腹皮等)健脾益肾,增强机体对水液的运化和排泄能力,能有效改善水肿消退程度和肾功能(如血肌酐、尿素氮降低)。

资料来源:吴涛,马晓晴,邓伟.中医药治疗肾性水肿的临床及实验研究进展[J/OL].中医学报.http://kns.cnki.net/kcms/detail/41.1411.R.20240815.1532.008.

(3)中药联合西药利尿剂治疗可提高疗效并减少西药不良反应,如将五苓散与利尿剂联合用于肝硬化腹水(常伴肾性水肿相关表现),在腹水消退速度、肝功能改善(如白蛋白水平升高、胆红素降低)以及减少利尿剂不良反应(如电解质紊乱)方面均具有优势。

资料来源:吴涛,马晓晴,邓伟.中医药治疗肾性水肿的临床及实验研究进展[J/OL].中医学报.http://kns.cnki.net/kcms/detail/41.1411.R.20240815.1532.008.

(4)研究发现,宋代医家治疗水肿病的用药中以利水、攻逐水饮、行气、益气为法,围绕肺、脾、肾三脏用药,核心药物为葶苈子-防己-桑白皮-茯苓-陈皮,以四类处方为基础组方治疗各类水肿病。

资料来源:吴晨浩.基于数据挖掘研究诊治慢性肾脏病肾性水肿的用药规律[D].杭州:浙江中医药大学,2024.

第二节 淋 证

一、概述

淋证是指以小便频数，淋沥刺痛、涩痛，欲出未尽，小腹拘急，或痛引腰腹为主症的疾病。

西医病名：急慢性尿路感染、泌尿道结核、尿路结石、急慢性前列腺炎、化学性膀胱炎、乳糜尿以及尿道综合征等。

二、文献记载

(1)《黄帝内经》中首见“淋”之名。

(2)华佗《中藏经》中提出，淋有冷、热、气、劳、膏、砂、虚、实八种，为淋证分类的雏形。

(3)隋巢元方的《诸病源候论》把淋证分为石、劳、气、血、膏、寒、热七种，以“诸淋”统之，认为“诸淋者，由肾虚而膀胱热故也”。

(4)明张景岳的《景岳全书》中倡导“凡热者宜清，涩者宜利，下陷者宜升提，虚者宜补，阳气不固者宜温补命门”的治疗原则。

三、病因病机

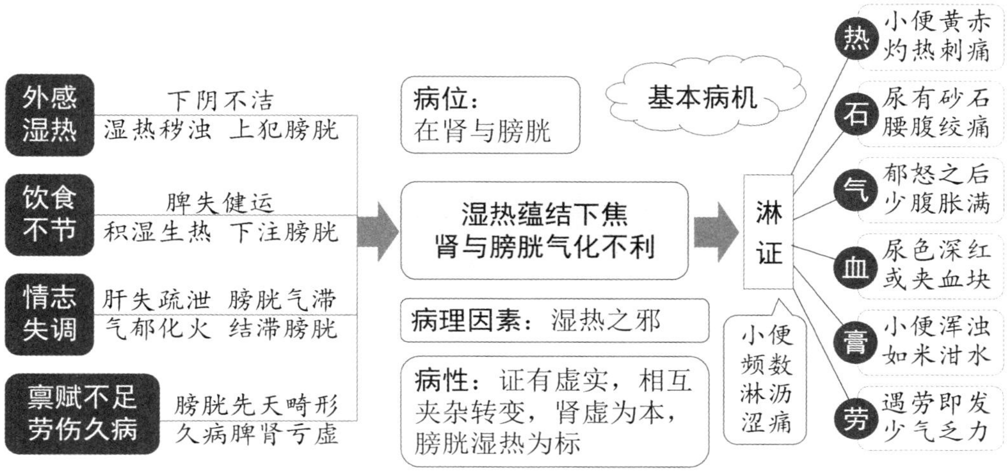

四、治则治法

基本治则：实则清利，虚则补益。

膀胱湿热为主——清热利湿。

热灼血络为主——凉血止血。

砂石结聚为主——通淋排石。

气滞不利为主——利气疏导。

脾虚为主——健脾益气。

肾虚为主——补虚益肾。

虚实夹杂——通补兼施。

五、证治分类

1 热淋

病名诊断 → 淋证表现：
- 小便频数短涩
- 灼热刺痛

＋

证型诊断 → 热性症状：
- 灼热刺痛，溺色黄赤
- 少腹拘急胀痛，寒热起伏
- 口苦，呕恶，腰痛拒按
- 大便秘结
- 苔黄腻，脉滑数

→ **清热利湿通淋**

方剂用药

八正散：

八正滑木瞿车萹，栀子大黄草灯添，
清热泻火利水淋，湿热淋证此方煎。

辨证加减

- 大便秘结，腹胀——重用生大黄，加枳实以通腑泄热；
- 伴寒热、口苦、呕恶等邪郁少阳症状，加黄芩、柴胡；
- 湿热伤阴，见口干、舌红少苔、脉细——去大黄，加生地黄、知母、白茅根。

2 石淋

病名诊断 → 淋证表现
- 排尿涩痛
- 尿道窘迫疼痛

\+

证型诊断 → 结石症状
- 尿中夹砂石，排尿突然中断
- 尿道窘迫疼痛，少腹拘急
- 一侧腰腹绞痛难忍，往往突发
- 甚则牵及外阴，尿中带血
- 舌红，苔薄黄，脉弦或带数

→ 清热利湿 排石通淋

方剂用药

石韦散：
石韦、瞿麦、滑石、车前子、冬葵子。

辨证加减

- 腰腹绞痛，加芍药、甘草以缓急止痛；
- 尿中带血——去王不留行，加小蓟、生地黄、藕节以凉血止血；
- 舌质紫，加桃仁、红花、皂角刺，加强破气活血、化瘀散结作用；
- 绞痛缓解，多无明显自觉症状——金钱草煎汤代茶；
- 结石过大，阻塞尿路，肾盂严重积水——手术治疗。

3 气淋

病名诊断 → 淋证表现：
- 小便涩滞
- 淋沥不已

\+

证型诊断 → 气郁症状：
- 郁怒之后
- 少腹胀满疼痛
- 苔薄白

→ 理气疏导 通淋利尿

方剂用药

沉香散：

沉香、石韦、滑石、冬葵子、当归、白芍、橘皮、王不留行、甘草。

辨证加减

- 少腹胀满，上及于胁，加川楝子、小茴香、郁金以疏肝理气；
- 兼有瘀滞，加红花、赤芍、益母草；
- 久病少腹坠胀，尿有余沥，面色萎黄，舌质淡，脉虚细无力——补中益气汤。

4 血淋

病名诊断 → 淋证表现：小便热涩刺痛

＋

证型诊断 → 尿血症状：
- 尿色深红，或夹血块
- 疼痛满急加剧
- 心烦
- 舌尖红，苔黄，脉滑数

→ 清热通淋　凉血止血

方剂用药

小蓟饮子：

小蓟饮地蒲藕好，栀滑竹通归甘草，
凉血止血利水淋，热结下焦血尿效。

辨证加减

- 有瘀血征象，见舌暗或有瘀点，脉细涩，加三七、牛膝、桃仁以化瘀止血；
- 出血不止，加仙鹤草、琥珀粉以收敛止血；
- 尿痛涩滞不显著，腰膝酸软，神疲乏力，舌淡红，脉细数——滋阴清热，补虚止血，用知柏地黄丸加减。

5 膏淋

病名诊断 → 淋证表现
- 尿道热涩疼痛
- 尿时阻塞不畅

＋

证型诊断 → 尿浊症状
- 小便浑浊，乳白或如米泔水
- 上有浮油，置之沉淀
- 或伴有絮状凝块物
- 舌质红，苔黄腻，脉濡数

→ 清热利湿　分清泄浊

方剂用药

程氏萆薢分清饮：

程氏萆薢分清饮，车柏术茯菖丹心，
清热利湿分清浊，湿热白浊此方珍。

辨证加减

- 小腹胀，尿涩不畅，加乌药、青皮疏利肝气；
- 伴有血尿，加小蓟、侧柏叶、藕节、白茅根凉血止血；
- 小便黄赤，热痛明显，加甘草梢、竹叶、通草清心导火；
- 兼肝火——配龙胆草、山栀；
- 病久湿热伤阴，加生地黄、麦冬、知母。

6 劳淋

病名诊断 → 淋证表现：
- 小便不甚赤涩
- 溺痛不甚
- 但淋沥不已，时作时止

+

证型诊断 → 虚弱症状：
- 遇劳即发，病程缠绵
- 面色萎黄，少气懒言
- 神疲乏力，小腹坠胀
- 大便时小便点滴而出
- 腰膝酸软，肾阳虚见畏寒肢冷
- 肾阴虚见面色潮红，五心烦热
- 舌质淡，脉细弱

→ **补脾益肾**

方剂用药

无比山药丸：

山药、山萸肉、熟地、巴戟天、赤石脂、肉苁蓉、菟丝子、牛膝、杜仲、茯神、五味子、泽泻。

辨证加减

- 中气下陷，症见少腹坠胀，尿频涩滞，余沥难尽，不耐劳累，面色无华，少气懒言，舌淡，脉细无力——补中益气汤加减；
- 肾阴虚，舌红苔少，加生熟地黄、龟甲；
- 阴虚火旺，面红烦热，尿黄赤伴有灼热不适——知柏地黄丸滋阴降火；
- 低热，加青蒿、鳖甲清虚热养肾阴；
- 肾阳虚，加附子、肉桂、鹿角片、巴戟天等。

六、研究报道

(1)有研究基于文献探讨中药汤剂复方内服治疗下焦湿热型尿石症的用药规律,出现频次最高的药物为金钱草、海金沙、鸡内金,占总频次的80%以上;从功效角度以利水渗湿药为主,其次是补虚药、活血化瘀药,三者累计占总频次的56.56%;从药性角度主要以寒性为主,其次是平性、温性药物,三者累计占药性总频次的66.88%;从药味角度以甘味为最,其次是苦、淡味药,三者累计占药味总频次的61.39%;从药物归经角度以归膀胱经药物为最,其次是归肝、肾经药物,三者累计占归经总频次的32.14%。

资料来源:王定国,白强民,张明强,等.基于文献探讨中药汤剂复方内服治疗下焦湿热型尿石症的用药规律[J].云南中医学院学报,2018,41(5):38-45.

(2)有研究应用体外冲击波碎石术配合三金排石汤治疗,可以使输尿管上段结石患者的疼痛现象减轻,同时,还可提高临床疗效,加快结石排出体外,且并发症较少。

资料来源:叶秋菊.中西医结合治疗泌尿系结石的疗效观察[J].内蒙古中医药,2024,43(1):10-12.

(3)中药可通过调控 TXNIP/NLRP3、TLR4/NF-κB、PI3K/Akt、ROS/NLRP3/Caspase-1/GSDMD等信号通路,以及干扰尿路致病性大肠埃希菌(UPEC)侵袭和黏附尿路上皮细胞并抑制毒力因子释放发挥抗尿路感染作用。

资料来源:李小凤,蒽慧荣,李喜香,等.中药治疗尿路感染作用机制的研究进展[J].华西药学杂志,2025,40(2):215-221.

(4)古代针灸治疗淋证处方中最常用的前10个经穴为关元、三阴交、大敦、阴陵泉、复溜、小肠俞、气海、肾俞、曲骨及中极。所用腧穴主要来自任脉、足太阳膀胱经及足少阴肾经,且多分布于下肢、胸腹及背腰骶部等部位。重视五输穴、交会穴、募穴及背俞穴的使用。

资料来源:吴晨浩.基于数据挖掘研究诊治慢性肾脏病肾性水肿的用药规律[D].杭州:浙江中医药大学,2024.

第七章 肢体经络病证

第一节　痹　证

一、概述

痹证是以肢体关节、筋骨、肌肉等处发生疼痛、酸楚、重着、麻木，或关节屈伸不利、僵硬、肿大、变形及活动障碍为主症的疾病。

西医病名：风湿性关节炎、类风湿关节炎、骨关节炎、强直性脊柱炎、痛风、坐骨神经痛、肩关节周围炎等。

二、文献记载

(1)《黄帝内经》中有如下内容：

①设“痹论”专篇，对痹证的病因病机及证候分类有明确认识。

②“风寒湿三气杂至，合而为痹，其风气胜者为行痹，寒气胜者为痛痹，湿气胜者为着痹。”

③按感邪病位分为五体痹：皮痹、肌痹、脉痹、筋痹和骨痹，病邪深入可致

五脏痹。

(2)东汉张仲景的《金匮要略》中载有湿痹、血痹、历节病。

(3)唐孙思邈的《备急千金要方》中首载独活寄生汤、犀角汤。

(4)唐王焘的《外台秘要》中提到,其症为痛如虎咬,称为“白虎病”。

(5)宋严用和的《济生方》中有“白虎历节”病名。

(6)元朱丹溪的《格致余论》中首次用“痛风”病名;《丹溪心法》则记载二妙丸、趁痛散、上中下痛风通用方,倡导按病位选药。

(7)明王肯堂的《证治准绳》中有“鹤膝风”“鼓槌风”病名。

(8)明张景岳的《景岳全书》将痹证分为阴证、阳证。

(9)明李中梓的《医宗必读》有云:“治风先治血,血行风自灭。”

(10)清叶天士的《临证指南医案》中提到,对痹久不愈者用活血通络及虫类药物。

(11)清王清任的《医林改错》提出“痹证有瘀血”说,创立身痛逐瘀汤。

三、病因病机

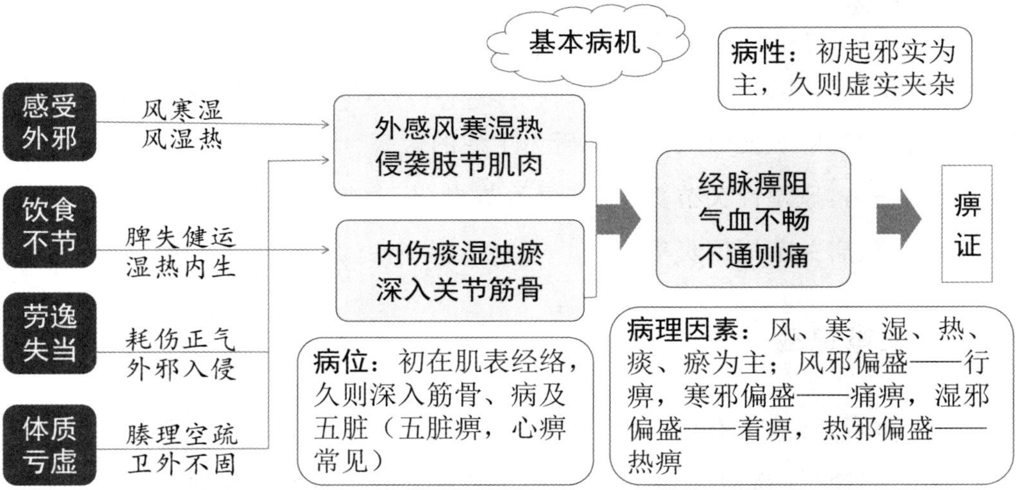

四、治则治法

基本原则:祛邪通络,宣痹止痛。

五、证治分类

1 风寒湿痹

病名诊断 → 痹证表现：肢体关节、肌肉疼痛

＋

证型诊断 → 风寒湿症状：
- 或游走不定（风偏盛）
- 或遇寒加重，得热痛缓（寒偏盛）
- 或关节酸楚重着，肿胀散漫（湿偏盛）
- 或肌肤麻木不仁，关节屈伸不利
- 舌质淡，苔薄白或白腻，脉弦紧或濡缓

→ 祛风散寒　除湿通络

方剂用药

蠲痹汤：

羌活、独活、肉桂、秦艽、海风藤、桑枝、当归、川芎、乳香、木香、甘草。

辨证加减

- 风邪偏盛，疼痛游走（行痹）——合防风汤；
- 寒邪偏盛，疼痛固定，拘急冷痛（痛痹），加麻黄、细辛、制附子、制草乌，或合乌头汤；
- 湿邪偏重，关节肿胀重着（着痹）——合薏苡仁汤；
- 痛在颈项、上肢，加姜黄、葛根；
- 痛在下肢，加牛膝、木瓜。

2 风湿热痹

病名诊断

痹证表现：
- 关节疼痛
- 活动不利

+

证型诊断

风湿热症状：
- 局部灼热红肿
- 痛不可触，得冷则舒

（以上为"热"）→ 清热通络　祛风除湿

- 或疼痛游走不定（风）
- 或见肌肤红斑，发热，汗出，口渴，烦躁，溲赤（热）
- 舌红，苔黄或黄腻，脉滑数或浮数

方剂用药

白虎加桂枝汤或宣痹汤

白虎加桂枝汤：

白虎膏知粳米草，大热汗渴脉洪好，

清热生津止烦渴，阳明气分热盛消。

宣痹汤：

防己、杏仁、滑石、连翘、山栀、薏苡仁、半夏、晚蚕砂、赤小豆皮。

辨证加减

- 关节肿痛甚，加海桐皮、桑枝、忍冬藤、肿节风祛风除湿通络；
- 湿热偏盛，加土茯苓、豨莶草，或加四妙丸；
- 皮肤有红斑，加水牛角、牡丹皮、赤芍、生地黄、凌霄花以凉血散瘀；
- 邪热化火，热毒炽盛，加犀角散。

3 寒热错杂

病名诊断 → 痹证表现：关节灼热肿痛

＋

证型诊断 → 寒热症状：
- 遇寒加重
- 或关节冷痛喜温
- 手心灼热，恶风怕冷
- 口干口苦，尿黄
- 舌红苔白，脉弦或紧或数

→ 温经散寒　清热除湿

方剂用药

桂枝芍药知母汤：

桂枝、芍药、甘草、麻黄、生姜、知母、白术、防风、炮附子。

辨证加减

- 寒重热轻，加制川乌、威灵仙、伸筋草；
- 热重于寒，加生石膏、络石藤、豨莶草、海桐皮；
- 关节疼痛，恶风怕冷明显，加制附子、淫羊藿温阳散寒；
- 手心灼热，舌红少苔，加生地黄、地骨皮养阴清热。

4 痰瘀痹阻

病名诊断 → 痹证表现：
- 关节肌肉刺痛
- 肢体顽麻或重着
- 甚则关节僵硬变形

＋

证型诊断 → 痰瘀症状：
- 刺痛，固定不移
- 或关节肌肤紫暗、肿胀
- 按之较硬，屈伸不利
- 有硬结、瘀斑
- 或胸闷痰多
- 舌质紫暗、瘀斑，舌苔白腻，脉弦滑或涩

→ 化痰行瘀　蠲痹通络

方剂用药

双合汤：

生地、白芍、当归、川芎、姜半夏、陈皮、白茯苓、桃仁、红花、白芥子、甘草。

辨证加减

- 痰浊滞留，皮下结节，加制南星、白芥子、僵蚕；
- 瘀血偏重，关节疼痛、肿大、强直、畸形，活动不利，加三七、鸡血藤、地鳖虫、乳香、延胡索，或合身痛逐瘀汤；
- 疼痛久治不已，加白花蛇、全蝎、蜈蚣搜剔络道。

5 气血虚痹

病名诊断

痹证表现：关节疼痛、酸楚

＋

证型诊断

气血虚症状：
- 时轻时重
- 气候变化、劳倦活动后加重
- 神疲乏力，短气自汗（气虚）
- 面色少华，唇甲淡白（血虚）
- 形体消瘦，肌肤麻木，头晕目花
- 舌淡苔薄，脉细弱

→ 益气养血　和营通络

方剂用药

黄芪桂枝五物汤：

黄芪桂枝五物汤，芍药姜枣血痹尝，
益气温经和血痹，肌肤不仁脉涩良。

辨证加减

- 血虚明显——重用当归，加生地、熟地；
- 阴虚，加玄参、石斛、山茱萸；
- 兼寒象，加附子温阳散寒；
- 便溏，加炒白术、苍术、茯苓、炒薏仁健脾化湿；
- 久病迁延，或产后体虚，关节酸痛，加鹿衔草、石楠藤、徐长卿祛风湿，强筋骨。

6 肝肾虚痹

病名诊断

痹证表现：
- 关节疼痛经久不愈
- 屈伸不利

＋

证型诊断

肾虚症状：
- 时轻时重，腰膝酸软
- 疲劳时加重，肌肉瘦削
- 或伴畏寒肢冷，阳痿，遗精——阳虚
- 或伴骨蒸劳热，心烦，口干——阴虚
- 舌质淡红，苔薄白或少津，脉沉细或细数

→ 培补肝肾　通络止痛

方剂用药

独活寄生汤：

独活寄生痹证煎，风痹肝肾气血添，
细风艽桂寄仲膝，地芍当芎茯参甘。

辨证加减

- 肾气虚，腰膝酸软，加鹿角霜、续断、狗脊；
- 肾阳虚，加附子、鹿角片、淫羊藿、巴戟天；
- 肝肾阴亏，加熟地黄、龟甲、枸杞子、女贞子，或合河车大造丸；
- 骨节疼痛，乏力较著，加黄芪、鹿衔草、千年健、石楠藤、骨碎补补虚通络，强壮筋骨；
- 低热心烦，或午后潮热，加鳖甲、功劳叶、青蒿、地骨皮养阴退热。

六、研究报道

(1)黄小尧等认为络脉的病变是寒湿痹阻型痛风性关节炎(CD-GA)的病理基础,寒挟湿浊内侵为发病的关键,并基于“络病”和“扶阳”理论,论述了桂枝附子汤治疗寒湿痹阻型痛风性关节炎的作用。

资料来源:黄小尧,刘燕君,江佳蓉,等. 基于“络病-扶阳”理论探讨桂枝附子汤对寒湿痹阻型痛风性关节炎的治疗[J]. 湖南中医药大学学报,2025,45(5):945-949.

(2)分消走泄法治疗痛风性关节炎主要是运用辛散宣透、辛开苦降、淡渗利湿、清热导滞之法宣肺通气、清热燥湿、通利降浊、行气泄浊,化解三焦湿热痰浊,核心机制是使上焦肺气得通、中焦脾气得运、下焦开阖有度。三焦气机条达,则湿热痰浊自除;经络气血通畅,则患者痹痛缓解。

资料来源:高锟,梁超轶,潘毅博,等. 分消走泄法在痛风性关节炎治疗中的应用[J]. 中医正骨,2025,37(5):70-72.

第二节 腰 痛

一、概述

腰痛又称腰脊痛，是以腰脊或脊旁部位疼痛为主症的疾病。

急性腰痛——病程较短，腰部多拘急疼痛、刺痛，脊柱两旁常有明显的按压痛。

慢性腰痛——病程较长，时作时止，腰部多隐痛或酸痛。

西医病名：腰肌纤维炎、强直性脊柱炎、腰椎骨质增生、腰椎间盘突出症、腰肌劳损等。

二、文献记载

（1）《黄帝内经》中有“腰痛”病名，认为病因与肾精亏虚、外邪侵袭、外伤瘀血、情志内伤等有关。

（2）东汉张仲景的《金匮要略》称寒湿腰痛为“肾著”，用肾气丸治疗虚劳腰痛。

（3）隋巢元方的《诸病源候论》有云：“肾经虚，风冷乘之。”

（4）元朱丹溪的《丹溪心法》中提到，腰痛“主湿热、肾虚、瘀血、挫闪、有痰积”，“寒凉药不可峻用，必用温散之药”。

（5）明秦景明的《症因脉治》将腰痛分为外感腰痛和内伤腰痛两大类型。

三、病因病机

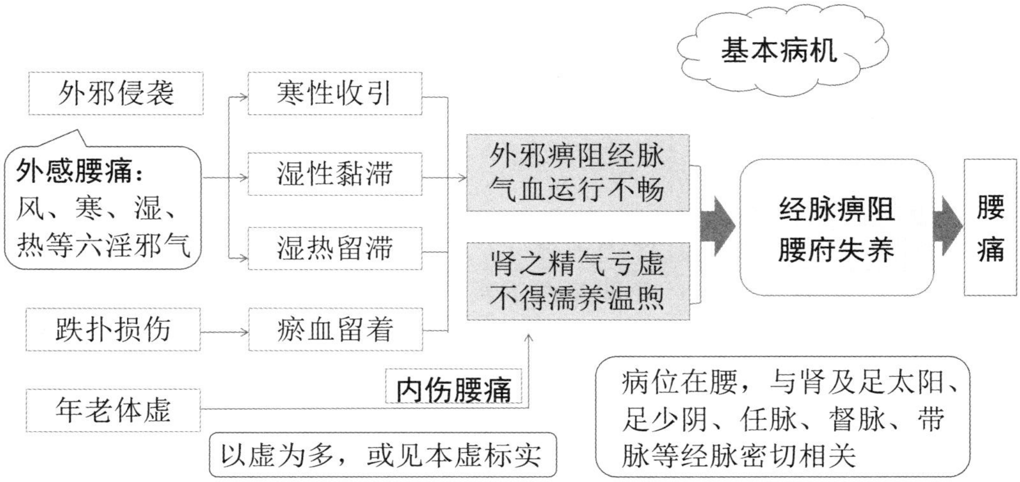

四、治则治法

(1)邪实者，当祛邪通络，并根据病理因素的不同，予以不同的治法，寒湿宜温化，湿热宜清利，血瘀当活血。

(2)正虚者，当补肾益精，或温阳益气，或滋阴养血。

(3)本虚标实，虚实夹杂者，应分别主次，兼顾用药。

五、证治分类

1 寒湿腰痛

病名诊断 → 腰痛表现：
- 腰部冷痛重着
- 转侧不利

＋

证型诊断 → 寒湿症状：
- 冷痛重着
- 静卧病痛不减
- 寒冷或阴雨天加重
- 舌质淡，苔白腻，脉沉迟缓

→ **散寒行湿　温经通络**

方剂用药

甘姜苓术汤：
甘草、干姜、茯苓、白术。

辨证加减

- 寒邪偏盛，加附子、川乌、细辛温经祛寒止痛；
- 湿邪偏盛，痛引下肢，酸重无力，加苍术、厚朴、薏苡仁、防己、五加皮、蚕砂祛湿散邪；
- 风湿相合，腰痛引及肩背、腿膝，加防风、独活、秦艽祛风通络止痛。

2 湿热腰痛

病名诊断 → 腰痛表现

腰部疼痛

＋

证型诊断 → 湿热症状

重着而热

暑湿阴雨天气加重

活动后或可减轻

身体困重，小便短赤

舌质红，苔黄腻，脉濡数或弦数

→ 清热利湿　舒筋止痛

方剂用药

四妙丸：

苍术、黄柏、薏苡仁、牛膝。

辨证加减

- 小便热赤，量少，加泽泻、木通、白茅根、车前草清热利湿；
- 湿热蕴久，耗伤阴津，口咽干燥，手足心热，舌红，加生地黄、知母、女贞子、旱莲草。

3 瘀血腰痛

病名诊断 → 腰痛表现
- 腰痛如刺
- 痛有定处
- 痛处拒按

＋

证型诊断 → 瘀血症状
- 腰痛如刺，痛有定处
- 日轻夜重
- 轻者俯仰不便
- 重者不能转侧
- 舌质暗紫、瘀斑，脉涩
- 部分患者有跌仆闪挫病史

→ **活血化瘀　通络止痛**

方剂用药

身痛逐瘀汤：

羌活、秦艽、川芎、桃仁、红花、没药、五灵脂、地龙、当归、牛膝、甘草 。

辨证加减

- 腰痛日久，肾虚，加杜仲、续断、狗脊、桑寄生；
- 兼有风湿，身体困重，阴雨天加重，加独活、秦艽；
- 腰痛引胁，加柴胡、郁金；
- 有跌仆、扭伤、挫闪病史，加乳香、青皮。

4 肾阴虚腰痛

病名诊断 → 腰痛表现：腰部隐隐作痛

\+

证型诊断 → 阴虚症状：
腰部酸软无力，缠绵不愈
心烦少寐，口燥咽干
面色潮红，手足心热
舌红，苔少，脉弦细数

→ **滋补肾阴　濡养筋脉**

方剂用药

左归丸：

左归熟地山药萸，鹿角龟板枸菟牛，
滋阴补肾填精髓，真阴不足蜜丸优。

辨证加减

- 肾阴不足，相火偏亢——知柏地黄丸或大补阴丸；
- 虚劳腰痛，日久不愈，阴阳俱虚，阴虚内热——杜仲丸。

5 肾阳虚腰痛

病名诊断 → 腰痛表现：腰部隐隐作痛

\+

证型诊断 → 阳虚症状：
- 腰部酸软无力，缠绵不愈
- 局部发凉，喜温喜按
- 遇劳更甚，卧则减轻
- 面色㿠白，肢冷畏寒
- 舌质淡，苔薄白，脉沉细无力

→ 补肾壮阳 温煦经脉

方剂用药

右归丸：

右归附子肉桂鹿，山地茱枸归仲菟，
温补肾阳填精髓，肾阳命门火衰除。

辨证加减

- 脾气亏虚，甚或脏器下垂，加黄芪、党参、白术、升麻；
- 无明显阴阳偏盛——青娥丸；
- 房劳过度而致肾虚腰痛——血肉有情之品，如河车大造丸。

六、研究报道

(1)针刺联合隔药灸(隔药灸的药物组成:醋乳香、醋没药各 10 g,当归、狗脊各 12 g,延胡索、川芎各 15 g,鸡血藤 20 g,血竭、甘草片各 6 g)治疗腰椎间盘突出症气滞血瘀证的疗效显著,可抑制机体炎症,减轻患者腰腿疼痛,促进腰椎功能恢复。

资料来源:韩杰,于正,江淑红.针刺联合隔药灸治疗腰椎间盘突出症气滞血瘀证的临床观察[J].中国民间疗法,2025,33(10):55-59.

(2)平衡火罐结合中药封包(红花 30 g,紫苏子 30 g,白芥子 30 g,莱菔子 30 g,吴茱萸 30 g 等)可有效改善气滞血瘀型腰痛患者的疼痛及腰椎功能,提升患者的生活质量,疗效显著。

资料来源:林海英,黄益军,吴凤,等.平衡火罐结合中药封包治疗气滞血瘀型腰痛患者的效果观察[J].中国医学创新,2025,22(15):166-171.

第三节　痿　证

一、概述

痿证是指以肢体筋脉弛缓，软弱无力，不能随意运动，或伴有肌肉萎缩为主症的疾病。临床以下肢痿弱较为常见，亦称痿躄。

西医病名：多发性神经根炎、运动神经元疾病、脊髓病变、重症肌无力、肌营养不良症、周期性瘫痪等。

二、文献记载

(1)《黄帝内经》中对痿证的病名、病因病机、病证分类及治疗有详细论述，“痿”之病名首见于《素问·痿论》。

(2)金张子和的《儒门事亲》强调“痿病无寒”，认为“由肾水不能胜心火，心火上铄肺金，肺金受火制，六叶皆焦，皮毛虚弱，急而薄者，则生痿躄”。

(3)元朱丹溪提出“泻南方，补北方”的治则，创二妙丸、虎潜丸。

(4)明张景岳的《景岳全书》认为，痿证并非尽是阴虚火旺。

(5)清叶天士的《临证指南医案》有云：“痿证之旨，不外乎肝、肾、肺、胃四经之病。”

三、病因病机

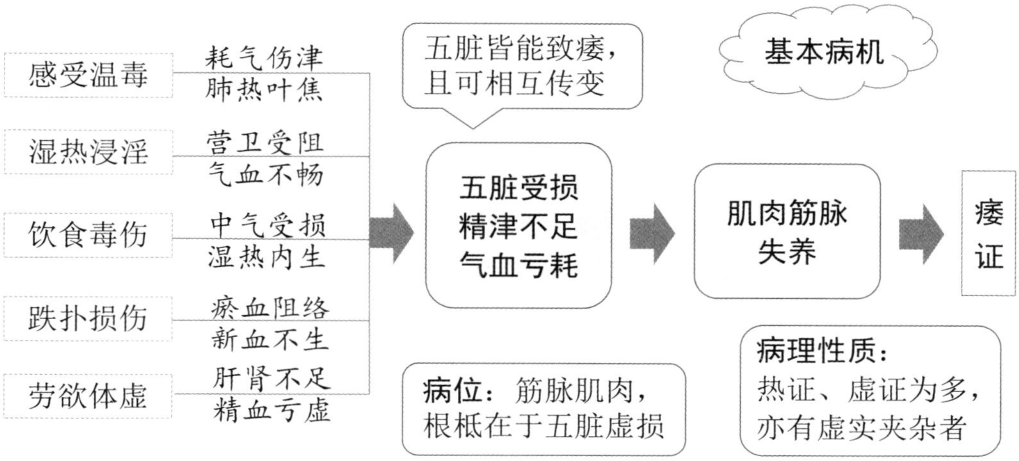

四、治则治法

(1)实证——祛邪和络。

(2)虚证——扶正补虚。

五、证治分类

1 肺热津伤

病名诊断 → 痿证表现
- 发热后突然出现肢体软弱无力
- 可较快出现肌肉瘦削

\+

证型诊断 → 肺热症状
- 发病急，病起发热
- 皮肤干燥，心烦口渴
- 咳呛少痰，咽干不利
- 小便黄赤或热痛，大便干燥
- 舌红，苔黄，脉细数

→ 清热润燥 养阴生津

方剂用药

清燥救肺汤：

清燥救肺养阴方，温燥伤肺气阴伤，
桑叶经霜麦石膏，杏枇胶麻参甘尝。

辨证加减

- 身热未退，高热，口渴有汗——重用生石膏，加金银花、连翘、知母清热解毒；
- 咳嗽痰多，加瓜蒌、桑白皮、川贝母等以宣肺清热化痰；
- 咳呛少痰，咽喉干燥，加玄参、天花粉、芦根以滋阴清热；
- 身热已退，食欲减退，口干咽干较甚，胃阴亦伤——益胃汤加石斛、天冬、麦芽。

2 湿热浸淫

病名诊断 → 痿证表现
- 逐渐出现肢体困重
- 痿软无力

\+

证型诊断 → 湿热症状
- 以下肢或两足痿弱为甚
- 兼见微肿，手足麻木
- 足胫蒸热，或全身发热
- 胸脘痞闷，小便赤涩热痛
- 舌质红，苔黄腻，脉濡数或滑数

→ **清热利湿 通利经脉**

方剂用药

加味二妙丸：

黄柏、苍术、萆薢、防己、当归尾、牛膝、龟甲。

辨证加减

- 湿邪偏盛，胸脘痞闷，肢重且肿，加厚朴、茯苓、枳壳、陈皮以理气化湿；
- 热邪偏盛，身热肢重，小便赤涩热痛，加忍冬藤、连翘、蒲公英清热解毒利湿；
- 湿热伤阴，两足焮热，心烦口干，舌质红或舌苔中剥，脉细数——去苍术，重用龟甲，加玄参、山萸肉、生地黄。

3 脉络瘀阻

病名诊断

痿证表现：
- 四肢痿弱
- 肌肉瘦削

＋

证型诊断

瘀血症状：
- 手足麻木不仁
- 四肢青筋显露，肌肤甲错
- 舌痿，伸缩不利
- 舌质暗淡或有瘀点瘀斑，脉细涩

→ 益气养营　活血行瘀

方剂用药

圣愈汤合补阳还五汤

圣愈汤：

生地、熟地、白芍、当归、川芎、黄芪、人参。

补阳还五汤：

补阳还五芪归从，地龙桃红赤芍芎，
补气活血又通络，中风气虚血瘀通。

辨证加减

- 手足麻木，苔厚腻，加薏苡仁、木瓜化湿通络；
- 下肢痿软无力，加杜仲、补骨脂、桑寄生补肾壮骨；
- 形体消瘦，手足痿弱，为瘀血久留——圣愈汤送服大黄䗪虫丸，补虚活血。

4 脾胃虚弱

病名诊断 → 痿证表现
- 肢体软弱无力逐渐加重
- 肌肉萎缩

＋

证型诊断 → 脾虚症状
- 神疲肢倦，少气懒言
- 纳呆便溏
- 面色㿠白或萎黄无华，面浮
- 舌淡，苔薄白，脉细弱

→ 补中益气　健脾升清

方剂用药 → 参苓白术散合补中益气汤

参苓白术散：

参苓白术脾湿散，益气健脾湿泻验，

山药莲子薏扁豆，砂仁桔梗草枣全。

补中益气汤：

补中益气举阳陷，气虚发热脾气陷，

黄芪人参炙甘草，白术归陈升柴煎。

辨证加减
- •脾胃虚弱，食积不运，加谷麦芽、山楂、神曲；
- •气血虚甚，加西洋参、黄精、阿胶。

5 肝肾亏虚

病名诊断

痿证表现：
- 渐见肢体痿软无力
- 尤以下肢明显

＋

证型诊断

肾虚症状：
- 腰膝酸软，不能久立
- 甚至步履全废，腿胫大肉渐脱
- 或伴有眩晕耳鸣，舌咽干燥
- 遗精或遗尿
- 妇女月经不调
- 舌红，少苔，脉细数

→ 补益肝肾　滋阴清热

方剂用药

虎潜丸：

虎潜柏母地芍板，锁骨干陈痿证验，
滋阴降火强筋骨，肝肾阴虚内热安。

辨证加减

- 阴损及阳，阴阳两虚，兼有神疲，怯寒怕冷，阳痿早泄，尿频而清，脉沉细无力——去黄柏、知母，加淫羊藿、鹿角霜、紫河车、附子、肉桂；
- 腰脊酸软，加杜仲、续断、补骨脂、狗脊；
- 热甚——去锁阳、干姜，或用六味地黄丸加牛骨髓、鹿角胶、枸杞子滋阴补肾；
- 遗精遗尿，加金樱子、桑螵蛸、覆盆子。

六、研究报道

(1)痿证主要与脾胃虚损、肾气不足、气血两虚及阳气亏虚等相关，选用补中益气汤、虎潜丸、八珍汤、附子理中汤等方药疗效显著。现代研究揭示了中药多成分、多靶点的作用机制，但是中药复方的药效基础仍存在巨大的探索空间。

资料来源：丛思琪，张华庆，彭磊，等. 中医药治疗肌肉减少症的研究进展[J/OL]. 中医药导报，[2025-05-29]. DOI：10.13862/j.cn43-1446/r.20250527.002.

(2)基于文献数据挖掘方法对中药治疗肌少症组方用药规律进行分析，使用频次前 10 位的中药分别为白术、黄芪、当归、甘草、茯苓、党参、熟地黄、陈皮、人参、山药，中药归经以脾经(891 次)、肝经(648 次)为多，四气五味以甘味药(1025 次)、温性药(758 次)占比最高。基于关联规则分析得到核心药物组合 18 个，最高频组合为茯苓-党参-白术。

资料来源：王楠，李程，邱凤喜，等. 基于网络药理学方法和分子对接技术探讨中药治疗肌少症的用药规律及作用机制[J]. 四川中医，2025，43(5)：93-102.

附录　儒家文化与中医文化:传统智慧的交融与传承

（任强　刘敏）

中医药文化作为中国传统文化中的瑰宝,蕴含着深刻的民族智慧,凝聚着人们对生命、健康和自然的深刻理解与感悟。儒家文化作为中国传统文化的主流和骨干,传承至今,对中国人的思想观念、价值取向和行为方式产生了深远的影响。

儒家文化与中医文化相互影响、彼此渗透,共同构成了中华传统文化的重要组成部分。深入探讨儒家文化与中医文化的紧密联系,挖掘其对现代社会的价值,有助于我们更好地传承和弘扬中国传统文化,推动中医文化的创新发展,为现代社会的健康事业做出更大的贡献。

一、儒家文化与中医文化的历史渊源

在氏族社会后期,随着生产力的发展,出现了体力和脑力劳动的分工,产生了人类历史上第一批知识分子——“巫”。“儒”较早从“巫”中分化出来,殷商时期的“儒”,专门为人襄礼,掌管祭祖事神,办理丧事。而随着医药的发展,在东周时期“医”和“巫”也开始分业。据《史记·扁鹊仓公列传》记载,扁鹊在战国时期已经提出了“信巫不信医,不治”的说法。这标志着医学开始独立发展，逐渐摆脱了“巫”的影响。

在发展过程中，儒家文化和中医文化相互影响、彼此渗透。儒家文化强调人文伦理和社会秩序，而中医文化则注重人体生命和健康的维护。两者在理论、思维和实践层面都有着紧密的联系。例如，中医不仅用人体的术语来解释自然现象、生命现象，也逐渐用社会政治伦理的术语来解释生命现象。在中医药理论中，心为君、脾为臣，将相、尊卑大小等社会术语无所不在，人体生命成为一个完整的社会。这种将人体生命与社会伦理相结合的思想，正是儒家文化对中医文化影响的重要体现。

中医文化也促进了儒家文化的传播和发展。许多儒家学者都精通医学知识，他们将自己的儒家思想与中医理论相结合，形成了独特的儒医文化。儒医不仅具备高超的医术，还注重医德修养和人文关怀，他们的存在不仅推动了中医学的发展，也传承和弘扬了儒家文化。

二、儒家核心思想与中医文化的联系

1.“仁爱”思想

儒家非常重视人们道德的修养，认为“德”是人的内在品质及其外化表现的高度概括，靠社会舆论和人内心信念来维持，并通过每个人的德行来调节人们相互间的关系。“仁爱”是儒家文化的精髓，历代中医治病更是要求医家常怀“仁爱之心”，把“仁爱之心”当作自己的专业准则。因此，“仁爱”是中医医学伦理、心理人格等方面的体现。孔子提出“泛爱众”“博施于民而能济众”，孟子倡导“老吾老以及人之老，幼吾幼以及人之幼”，引导社会中的每个人要做对社会有意义的事情。《黄帝内经》的不少篇章记载了对医者的道德要求。如要求“乐恬淡之能，从欲快志于虚无之守”“高下不相慕”“嗜欲不能劳其目，淫邪不能惑其心”，尖锐批评那些“谬言为道，更名自功”“后遗身咎”的恶劣行径。孙思邈作为中医伦理学的开创者和集大成者，深受儒家“仁”思想的影响。他在《备急千金要方》中提出“大医精诚”理念，强调医生必须“先发大慈恻隐之心，誓愿普救含灵之苦”。这种仁爱精神体现了儒家“仁者爱人”的思想，将对人的关爱从一般的人际关系延伸到了医患关系中。

“仁爱”还引导人们重视养生保健，强身健体。《论语·学而》中孔子提到“智者乐，仁者寿”。孙思邈在提出“德行不克，纵服玉液金丹，未能正寿”时，对“智者乐，仁者寿”给出了最好的诠释。“仁者寿”的思想引导人们在加强身体锻炼的同时，要提高自身道德修养，知行合一，身心兼修。晋代著名医家葛洪认为，人要提升自己的境界，靠的是外在物质的延续，靠的是内心灵魂的净化。他主张身心双修，使人的一生都能超越现状，在外在修养与内在修养上更上一层楼。当今社会快速发展，竞争激烈，压力较大，在诊疗过程中发现有失眠者，有焦虑者，多数人处于亚健康状态。儒家思想教导人们，要宽和待人，少些计较，进而调整好亚健康状态，使自己身心愉悦地投身到工作中。

中医强调医生不仅要有精湛的医术，还要有高尚的品德，为医以德成为中医实践的重要要求。儒家“仁”思想对中医伦理观的重要性在于，它为中医提供了道德准则和行为规范。中医认为，医者应以仁爱之心对待患者，不分贵贱贫富，一视同仁。这种仁爱精神在现代社会依然具有重要意义，它提醒着医护人员要以患者为中心，关爱患者的身心健康，有助于提高医护人员的职业素养，构建和谐的医患关系。

2.“中庸”“致中和”思想

中庸之道是指在与人交往中保持不偏不倚，努力寻求一种折中的处世态度。中庸观念是儒家行为的准则，寓含着辩证哲理，是儒学的灵魂，也是儒学社会学的重要方法论。《中庸》强调的是保持平衡，不偏不倚，追求无过无不及的境界。《论语》中说：“有子曰，礼之用，和为贵。”中庸之道深深地影响着中医文化。人体需要维持阴平阳秘之态、水火既济之态等阴阳平衡，才能保证正常的生命活动。平衡破坏了，就造成阴阳不平衡，使人的身体患病。《素问·至真要大论》中说“谨察阴阳之所在而调之，以平为期”，同时强调“阴平阳秘，精神乃治”，这都与儒家文化的“中庸”有着千丝万缕的联系。

儒家“致中和”思想强调不偏不倚、和谐统一的状态，这与中医的整体观有着高度的一致性。中医最高思维取向“致中和”，旨在追求人体内部以及人体与外部环境之间的平衡与和谐。中医认为，人体是一个有机的整体，各个器官、组织之间相互联系、相互影响。正如《黄帝内经》中所说："心者，君主之官也，神明出焉。肺者，相傅之官，治节出焉。肝者，将军之官，谋虑出焉。胆者，中正之官，决断出焉……"人体的各个脏腑如同一个国家的各个职能部门，共同维持着人体的正常运转。

在中医治疗中，强调从整体出发，综合考虑患者的身体状况、生活环境、心理状态等因素。例如，一位患者出现头痛症状，中医医生不会仅仅针对头痛进行治疗，而是会通过望、闻、问、切等手段，全面了解患者的身体情况，分析头痛的原因可能是肝火上炎、气血不足、外感风寒等，然后根据具体情况进行综合调理。这种整体观与儒家"致中和"思想所追求的和谐统一不谋而合，都是通过调整各个方面的因素，达到一种平衡的状态。

三、儒家文化在中医理论中的体现

1.阴阳学说

阴阳学说作为儒家思想的重要组成部分，为中医理论体系的构建提供了哲学基础。"立天之道，谓之阴阳"，儒家文化中的阴阳学说指出天地万物，阴阳二分，阴阳相生相克，达到某种程度就能互相转化；中医吸收了儒家阴阳学说中对立统一的观念，将人体看作一个阴阳对立统一的整体。人体的生理功能、病理变化以及疾病的诊断和治疗都与阴阳的平衡与失调密切相关。中医提出，"阴平阳秘"，阴阳平衡，才是机体的最佳状态。这与儒学文化一脉相承。

2.五行学说

《尚书》中首次出现了五行学说。《尚书·洪范》阐述，水代表润泽下行，火代表炽热上行，木代表曲直生长，金代表从革，土代表庄稼生长、丰收、载万物。中医学应用了五行学说，按照"比类取象"的方法，阐述人体五脏六腑之间的相互作用和内在关系；以五脏的生理特征和相互作用的关系，说明疾病的生理病理变化。《难经》中阐述，望见其五色，以知其病，揭示了中医学在诊治疾病的过程中运用了五行学说。

3."天人合一"思想

孔子提出"天人相应",汉代大儒董仲舒提出"天人之际,合而为一",都是"天人合一"思想的具体化表述。儒家强调"天人感应",认为人与自然是相互联系、相互影响的。中医的"天人合一"思想也强调人体与自然的紧密联系。中医认为,人是自然界的一部分,人体的生理活动与自然界的变化密切相关。例如,《黄帝内经》曰:"春生、夏长、秋收、冬藏,是气之常也,人亦应之。"人体的气血运行、脏腑功能等都会随着季节的变化而发生相应的调整。在治疗疾病时,中医也会考虑季节、气候、地域等因素,强调因时、因地、因人制宜。

儒家"天人感应"与中医"天人合一"思想对医学的影响深远。一方面,它提醒医生在治疗疾病时要综合考虑患者的生活环境、自然条件等因素,制订更加个性化的治疗方案。另一方面,也促使人们更加关注自然环境的保护,认识到人与自然和谐共生的重要性。只有保持自然的平衡与和谐,才能为人类的健康提供良好的外部环境。

四、孔孟之道与中药炮制、中医抗疫的联系

儒家文化也推崇"仁、义、礼、智、信"等价值理念,并使一代代中医人深受影响。如在中药炮制过程中,谨遵"炮制虽繁,必不敢省人工"的原则,并在中药质检、调配过程中,"质虽贵,必不敢省物力",忠厚廉明,童叟无欺。

面对突如其来的新冠疫情,中医人奋战在抗疫第一线,在这场没有硝烟的战场上挺身而出。相比 2003 年的严重急性呼吸综合征(SARS),这次中医全程参与,中医药总有效率达 90% 以上。事实证明,中医和中药立下了汗马功劳。"火神山""雷神山"正是在千钧一发时刻,儒家思想与中医药文化密切相连的体现。"火神山"这个名字有着丰富的文化内涵。2020 庚子年,庚为金,子为水,金水之力过旺,容易引起金对应的人体五脏,即肺部的疾病。这时若能以火之力克制庚金,同时耗泄子水,可达到五行平衡、阴阳调和。

五、展望与小结

1.跨学科研究

加强儒家文化与中医文化的跨学科研究。结合现代心理学、社会学、分子生物学等学科，探索儒家文化与中医文化在现代应用中的多元价值。通过现代科学技术手段，如生物信息学、系统生物学等，研究人体与自然环境的相互作用关系，为中医养生理论提供更坚实的科学依据。同时，深入剖析阴阳五行学说与现代医学理论的结合点，探索如何将传统的中医理论与现代科学知识相融合，以促进中医理论的创新发展。

2.临床实践研究

开展儒家文化与中医文化在临床实践中的应用研究。探索如何将儒家的道德观念和人文关怀更好地融入现代医疗实践中，提高医疗服务的质量和患者的满意度。例如，研究在临床治疗中，医生如何运用儒家的“仁爱”思想与患者建立良好的沟通和信任关系，从而提高治疗效果。同时，结合中医的特色疗法，如针灸、推拿、中药等，研究如何将儒家文化的理念融入治疗过程，为患者提供更加个性化、全面化的医疗服务。

3.教育与人才培养

重视儒家文化与中医文化在教育和人才培养中的作用。在医学教育中，加强儒家文化的教育内容，培养具有高尚医德和良好人文素养的医学人才。开发融合儒家文化与中医文化的课程体系，不仅传授给学生医学知识和技能，还注重培养学生的道德品质和人文精神。同时，开展继续教育和培训，提高在职医护人员的儒家文化素养和中医文化水平，为推动两者的融合发展提供人才支持。

4.国际交流与合作

积极开展儒家文化与中医文化的国际交流与合作，向世界传播中国的儒家文化和中医文化，展示其独特魅力和价值。通过国际学术交流、合作研究、文化展览等形式，促进不同国家和地区的学者、医生对儒家文化与中医文化的了解和认识。借鉴国外先进的医学理念和技术，与儒家文化和中医文化相结合，推动中医的国际化发展，为全球人类的健康事业做出贡献。

孔孟儒家文化与中医学文化的联系非常紧密，以研究“儒家孔孟之道与中医文化的联系”为起点，深入挖掘儒学及中医药文化宝藏，对中医爱好者及中医从业者来说是一笔宝贵的财富。同时，其有利于中医药的传承与创新，也为良好的医患关系、和谐社会的建立提供了帮助。

参考文献

[1]廖光蓉. 中医药文化的当代价值与国际传播[J]. 人民论坛，2024(18)：101-103.

[2]周来祥. 中华审美文化的基本特征[J]. 西北师大学报(社会科学版)，2007,44(6)：13-17.

[3]秘天一. 中华文化生命体的特征探析[J]. 新疆师范大学学报(哲学社会科学版)，2025,46(2)：122-127.

[4]张保同. 汉儒对巫文化的吸纳[J]. 史学月刊，2013(2)：125-128.

[5]屈谱. 从巫医到道医：宇宙宗教背景下的医学转型[J]. 中华中医药杂志，2023，38(8)：3915-3918.

[6]贺晨. 基于回译性原则的非冲突型中医文化术语翻译标准化探索[J]. 光明中医，2024，39(18)：3591-3594.

[7]王续琨，白长川，部贺. 试论中医药文化哲学[J]. 中医药文化，2019，14(6)：83-90.

[8]闫世琛，马函钰，李津，等. 儒家思想对中医学发展的影响[J]. 中国中医基础医学杂志，2024，30(7)：1203-1206.

[9]谭颖颖，刘昭纯. 儒家思想对中医养生理论建构的影响探讨[J]. 陕西中医，2006,27(10)：1253-1255.

[10]陈双进，王河宝，叶明花，等.《养生三要》的精神养生思想探析[J].

中国中医基础医学杂志，2022，28(8)：1220-1221＋1342.

[11]李红. 略论儒家思想对中医的影响[J]. 深圳中西医结合杂志，2000,10(2)：57-58＋64.

[12]冯晓斌，柳宏.《论语正义》诠释特点新论[J]. 东岳论丛，2024，45(1)：174-182.

[13]高一城，王继红，杨羚. 同名经相应取穴法的易学原理及优化思路[J]. 中华中医药杂志，2021，36(4)：2369-2371.

[14]王烨燃，赵宇平，马晓晶，等. 浅析中医药文化的核心内涵[J]. 中医杂志，2017，58(12)：991-995.

[15]王琦. 中医原创思维的文化背景与哲学基础[J]. 中华中医药杂志，2012，27(8)：2120-2122.

[16]李良，张文智. 儒家理学思想对中医发展的影响[J]. 中医药历史与文化，2022(1)：130-148.

[17]胡丽. 准确把握“两个结合”的内在逻辑与实践路径[J]. 湖南社会科学，2023(5)：25-31.

[18]毛佩瑾，李烨. 中医药应急管理体系建设的机制与路径研究[J]. 中国应急管理科学，2023(1)：10-19.